U0311988

爆睡术

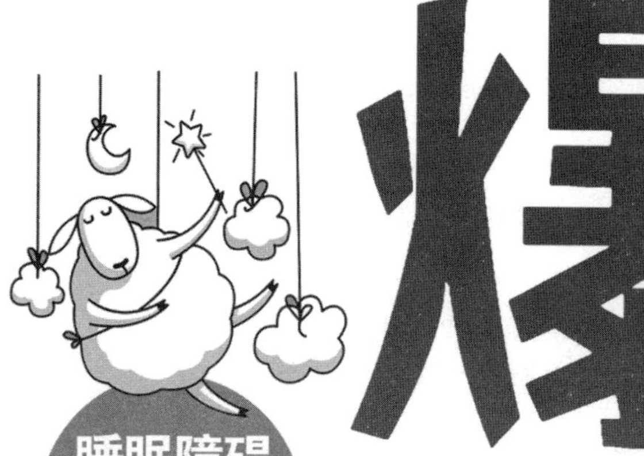

睡眠障碍心理分析实录

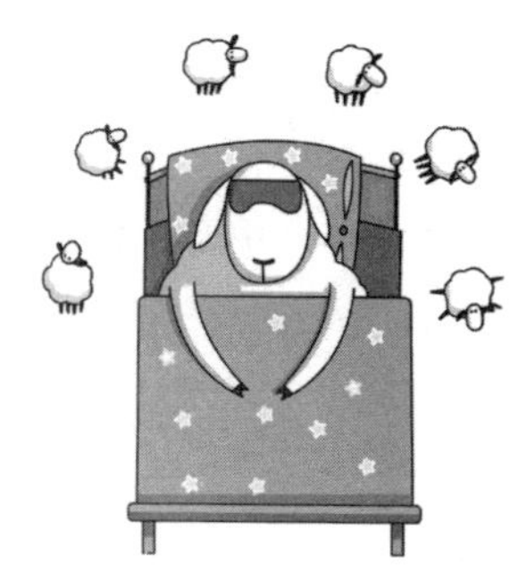

刘高峰◎著

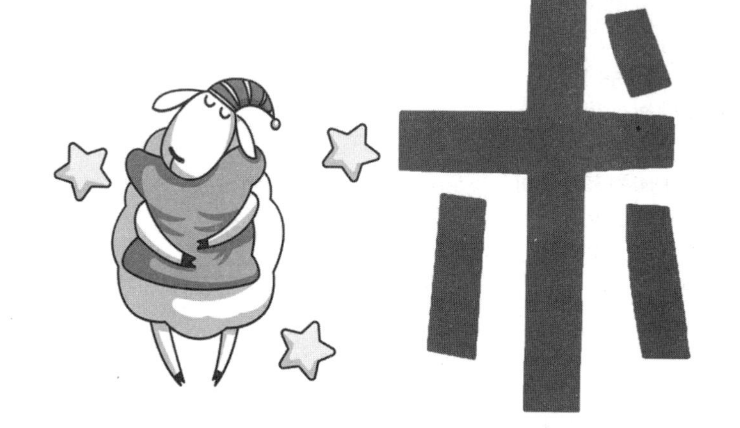

文匯出版社

图书在版编目 (CIP) 数据

爆睡术：睡眠障碍心理分析实录 / 刘高峰著．— 上海 ：文汇出版社，2017.7
ISBN 978-7-5496-2178-1

Ⅰ．①爆… Ⅱ．①刘… Ⅲ．①睡眠障碍－防治 Ⅳ．①R749.7

中国版本图书馆 CIP 数据核字（2017）第 144233 号

爆睡术：睡眠障碍心理分析实录

著　　者 / 刘高峰
责任编辑 / 戴　铮
装帧设计 / 天之赋设计室

出版发行 / 文匯出版社
上海市威海路 755 号
（邮政编码：200041）
经　　销 / 全国新华书店
印　　制 / 三河市嵩川印刷有限公司
版　　次 / 2017 年 8 月第 1 版
印　　次 / 2024 年 5 月第 4 次印刷
开　　本 / 710×1000　1/16
字　　数 / 145 千字
印　　张 / 14

书　　号 / ISBN 978-7-5496-2178-1
定　　价 / 45.00 元

前　言

这本书是写给有睡眠障碍的读者的，希望可以帮到你们。

我在广州读军医大的时候，对心理学专业非常感兴趣，当时，曾经向老师提出过转专业，去学习心理学。

当时国内心理学专业的就业前景很不乐观，事实上，当下也并不乐观。当然，如今我们对于心理健康的重视程度有了极大的提高，但是说起“去看心理医生”普遍还是比较抵触的，认为只有精神病才需要进行心理干预；即便发觉自己的心理真的有些问题，也往往不愿去就医，有些讳疾忌医的意思。

我认识的心理咨询师，有不少最后都走上了督导师或者培训师的道路，就是以培训心理咨询师为工作，而不是真正以面对面的心理咨询为工作。但是，这并不意味着心理医生的市场需要有限，在现实生活中，有心理问题的人还是很多。

就拿最常见的睡眠障碍来说吧，我深知睡眠不良的苦楚，因为我自己也曾经饱受睡眠障碍的困扰。

做医生并不容易，长达几个小时的手术是个体力活，还常常要熬夜、加班。毕业后我在郑州的153医院当了胸外科医生，于是，睡眠障碍就逐渐找上了我。

开始是为一些现在看起来并不算大的事情而失眠，毕竟那时候年轻，还经得起时间的煎熬。后来，开始习惯性晚睡，再后来，就开始有了睡眠障碍。

有意思的是，汶川抗震救灾和玉树抗震救灾我都去了现场，在灾区的那种忙碌，对任何一名医生来说，都是极大的考验。不过，在那段时间里，我却没有失眠，反而，天天体会到神奇的“秒睡”。

后来，诊治了太多的病人，逐渐发现睡眠障碍的普遍性。从医十几年来，肺癌和食道癌等病人见得比较多，也发现很多时候，睡眠问题更多地带走了他们的活力，甚至是生的意志。

的确，在长时间的睡眠障碍后，连我自己都觉得常常情绪暴躁、精神不佳、心情烦闷，那么，对于身处绝症的病人来说，睡眠障碍更是恐惧隐讳的问候。而且，即便是术后，也常常有病人因为睡眠障碍而恢复得很慢、很艰难，因为他们在长时间与疾病斗争的过程中，已经失去了信心，更别提对付睡眠障碍这个令人头疼的魔鬼了。

我想，是该写一本书，来探讨一下睡眠障碍的时候了，这不仅仅是一名胸外科副主任医师对于病人的责任，也是人文关怀的必需（说明：我上大学时就攻读了心理学课程，尤其自己有了睡眠障碍后，一直在研究这方面的问题）。

我们要治愈的，不仅仅是身体的疾病，更是心灵的疾病，只有积极的情绪、良好的睡眠、抖擞的精神，才有利于病人战胜病魔。而且，很多时候，病由心生，那些因为生活中的困境而陷入身体疾患的人们，他们需要的不仅仅是冷冰冰的器械治疗，更多的是温暖的笑脸，贴心的问候，乃至，踏实的睡眠。

我曾经遇到这样一位病人，他的病情并不算太严重，也就是说，如果积极治疗还是有可能生活下去的。然而，他似乎并没有良好的家庭关系，在他住院期间，家里人少有探望，甚至在他手术前后家里人都没有来陪伴。

这位病人常常长吁短叹，术后恢复非常缓慢，而且常常失眠。后来，他的病情恶化，护士长不禁感叹：如果家人能多一些关心，他不至于如此。

这让我想到了我们的责任，作为医生，我们应该救治的不仅仅是肉体，还有内心。

“解决睡眠问题”并不是我的专门职业，但是，在对于病人的术前治疗和术后关怀中，我植入了睡眠关怀这一项。而且，随着人文关怀的逐渐推广，我发现越来越多的医护人员开始关注病人的睡眠情况和心理状况。这是一件非常好的事情。

而我自己，在这些年的从医过程中，对于人们的睡眠意识有了更进一步的了解。总体而言，现代人对于睡眠问题的重视程度虽然较高，但解决方法还是停留在“自我消化”上——在很多人的传统意识中，“睡不好”并不是什么了不起的毛病，也根本不值得去看医生。

事实上，从古到今，睡眠问题都被视为疾病，严重的话是需要就医的。

就拿中医来说，在战国时有个名医叫文挚，他对齐威王说过这样一番话：“臣为道三百篇，而卧最为首……夫卧，使食糜消，散药以流形者也。譬卧于食，如火于金，故一夕不卧，百日不复。”

意思是说，养身之道有很多，但是睡好觉是第一位的大事，人和动物都一样，只有睡好觉才能够生生不息。睡眠能帮助我们消化食物，所以睡觉是最补的事情，人一晚上不睡觉，所造成的伤害是100天也恢复不了的。

这位古代医师话中的某些内容，如果用今天的医学理论去衡量有许多不科学的地方，但他却指出了睡眠的重要性和失眠所造成的长期伤害，这些是没错的。

古代中医的思想体系受到了道家的影响，所以在睡眠这件事上，古代中医特别强调“顺应自然”，日出而作、日落而息。而且，古代中医也认为，睡眠的质和量是一样重要的。

对于这种观点，我是百分之百认同的。那么，什么样的睡眠才能算得上是高质量的睡眠呢？我在判定一个人的睡眠质量情况时，一般会从客观和主观两个层面来考量。

从客观上观察一个人的睡眠情况，我一般会让他们做睡眠日志，内容包括近一个月来每天几点睡，从上床到入睡一般需要多长时间，一般情况下每天可以睡够几个小时（注意不是卧床时间）。

有了这些客观的睡眠数据，可以大体判断出一个人的睡眠情况，但是却不能因此而下结论说——你没睡够7个小时，睡眠质量就一定不高。

因为每个人对于睡眠的要求是不一样的，我见过每天睡10个小时但还是精神不振的人，也见过每天只睡不到6个小时但身体各项指标都很健康的人。

因此，要判断一个人是否存在睡眠障碍，除了要关注客观数据之外，还应该重视对方的主观感受。

我经常会问来访者两个问题：

1. 你睡醒之后是否感觉到愉悦？

2. 你是否觉得自己属于那种不睡觉也能保持精力的人？

关于第一个问题，大部分人的回答是：“不能。”

有太多人早上起不来，即便是勉强爬起来，也会觉得非常不爽。有个来访者对我说：“早上起来感觉不好是因为起得太早了，9点钟上班，7点钟就得起床。天天如此，受不了啊！”

我反问：“周末的时候，你想睡到几点就睡到几点，那么，你睡醒之后感觉一定很好啰？”来访者想了想，说：“好像还是感觉不太好。”

其实，这就是睡眠质量出现了问题所导致的。不管是量的问题还是质的问题，如果持续时间够长、情况够严重，都会造成非常可怕的后果。

每个人都有追求幸福的资格，请不要让睡眠问题剥夺了你幸福的权利。

目　录

Contents

Part 1　最好的时间，一去不回

Part 2　你睡不醒，真不是因为你天生懒惰

Part 3　阳光下的开朗，月光下的阴郁

Part 4　孩子，对于睡眠你还知之甚少

Part 5　姑娘，“失眠减肥法”不过是你的幻想

Part 6　睡得太“深”有多危险

Part 7　非典型失眠者 Z 先生

Part 1

最好的时间，一去不回

很多人都知道我们的大脑里藏着一个叫“生物钟”的东西，它控制着我们的作息规律。于是便有人望文生义地想：这个生物钟和普通的钟表一样，可以随心所欲地调整它的时间。

殊不知，只有“自然规律”才是唯一可以控制生物钟的强大力量。我们个人都只是被生物钟所约束的弱小个体罢了。所以，一个人想要对抗自己的睡眠规律，其实就是对抗自然的规律，永远是不会有胜算的。

1. 李晓敏的话：我一天睡8个小时还不够？

关于睡眠，时常会发生一些有趣的事情。

我的一位朋友，平日里入睡极快，他有个诀窍就是睡前看书，而且必须是那种理论性比较强的专业类书籍——一书在手，10分钟之内保证睡着。

他对我说："那本《中国哲学简史》我看了快两年了，现在估计读到三分之一了。"

对于他来讲，这本书的作用比安眠药还有效。

有一次，这位朋友去出差，到达目的地之后已经是晚上11点，便找个宾馆住下。睡觉之前他才意识到，书没带。他心想：没带就没带吧，大不了晚睡一会儿。

结果呢，他在床上生生躺到了12点半还没有睡着，这时候已经过了最佳睡眠时间，更加难以入睡了。

最终，那天晚上一直到凌晨4点多他才睡着，因为第二天还要工作，他感觉非常狼狈。

此后他找到了我，问道："你说我必须看书才能睡着的这个习惯，是不是也属于一种心理障碍呀？"

我说：“是，但是没有必要进行干预，你只要记住带上书就好了，反正书本也没啥副作用。”作为心理咨询师，其实我并不希望每个人都是需要治疗的病人。

还有个朋友，是名作家，每天可以睡够 7 小时，但依旧感觉困顿不堪。他找到我，对我说：“我每天睡得不少，但还是感觉十分疲劳，而且这种疲劳是那种休息不过来的疲劳。我有时候感觉累了，就上床睡一会儿，可是睡醒之后还是累，根本没啥作用。”

其实，这也是一个对于睡眠的认知误区：认为所有的疲惫都可以通过睡眠来解决。

我们应该认识到：睡眠的确是一种有效的休息方式，但它休息的主要是你的肌体。

那些体力劳动者劳作之后感到累了，是因为体内产生大量酸性物质而引起的，这时候他们通过静卧、睡眠的方式可以把失去的能量补充回来，把身体里堆积的废物排除出去。

这也就是为什么我在汶川救灾和玉树救灾时，几乎每晚都可以“秒睡”，就是因为身体太过劳累，睡眠成为身体的一种自然需求。

但是这位朋友属于脑力劳动者，在工作的时候，他的大脑皮层极度兴奋，但身体却处在一个低兴奋的状态里，因此，超出必要时间的睡眠对于他而言，并不能带来很好的休息效果。

我对他说：“这样吧，你如果感觉累了，不要去睡觉，而是去做一些有氧运动，比如慢跑、游泳都可以，看看效果吧！”

我说完这番话之后，他显得有些惊讶，从他的眼神中我可以看出来，他是有些不太相信的。但或许是出于对我的专业的尊重，他也没有提出什么质疑。

过了几天，他给我打电话，高兴地说道："你说的办法还真有效果啊，累了出去运动一下，反而精神了不少。"

我之所以把这两个案例拿出来讲，是因为想要提醒已经阅读至此的读者朋友们——这本书所要解决的，并不仅仅是睡眠障碍，而是关于合理睡眠的一些观点，并不是鼓励朋友们无度睡眠，更非宣扬"睡觉可以解决一切问题"之类的劲爆言论。

毕竟，生活中有太多美好的东西等着我们去体验，而睡觉只不过是为了让我们能以更清醒的头脑、更饱满的精神投入到人生旅程中罢了。

说到此处，突然想起了我的一位访客——晓敏，他的一些经历或许可以让我们从另一个角度认识睡眠的意义。

晓敏来找我的时候，刚满20岁，按道理说正是精力旺盛的年龄，但是他却不然。当他的父母把他带到我面前时，我一眼就看出这个小伙子处于长期睡眠不足的状态中，并且这已经严重影响到了他的精神和身体。

晓敏的父亲对我说："请刘医生帮忙指导一下我儿子，他的睡眠有问题……"

父亲的话还没说完，晓敏就很不耐烦地打断他，插嘴说：

“谁说的？我每天都睡够了 8 个小时。”

晓敏的父亲很不高兴，对儿子说：“你看看你的熊猫眼，黑眼儿乌青的，还说睡够了 8 个小时？想都不用想，你肯定天天是在学校里熬夜打游戏。”

晓敏生气地嚷道：“你爱信不信，我懒得和你解释。”

眼看父子二人就要吵起来，我赶紧说：“两位先冷静一下，容我先问晓敏几句话。”

二人停止了争论，晓敏父亲连忙说：“你问，你问！”

我问晓敏：“你说你一天能睡够 8 小时，那我问问你，是哪 8 个小时呢？也就是说，一般是从几点睡到几点？”

晓敏显然有些不太愿意回答这个问题，所以反问我：“这很重要吗？不管几点到几点，我每天睡够 8 个小时不就可以了吗？”

虽然晓敏没有正面回答我的问题，但是我可以猜想，这个孩子和当下许许多多的年轻人一样，属于“夜猫子”——他们每天睡的时间并不短，但一般是凌晨到中午这段时间，午夜时分对于他们而言是一天最难得的娱乐时间，怎么舍得用来睡觉呢？

这个社会发展得太快，生活方式的变化也太快。

在晓敏父亲年轻的时候，不存在所谓的夜生活，他们习惯了日出而作、日落而息，很难理解也很难想象，对于现在的一些年轻人而言，午夜 12 点钟声敲响的时候，一天的狂欢才刚刚开始。

所以，他会认为自己的儿子精神状态不好是因为失眠，是因为睡得少，而没有意识到他的儿子是一个过惯了夜生活的“新新人类”——晓敏的实际情况不是睡得少，而是睡得不是时候：经常熬夜才是问题的根源。

现代人很容易忽略熬夜的危害，有越来越多的人习惯了熬夜——熬夜加班、熬夜唱K、熬夜打游戏、熬夜喝酒……这些人以各种理由熬夜，这似乎成了一种生活的常态。

但实际上，熬夜是件很可怕的事情。

2013年美国《科学》杂志上刊登过一篇论文，得克萨斯大学的研究人员通过动物实验发现，倒时差的老鼠比昼夜节律正常的老鼠体内的TH17细胞几乎多了一倍。

这种TH17细胞，是我们人体对抗细菌和真菌感染的重要防线，但是，如果这种细胞在人体中的数量过多，就会产生致病性。也就是说，当你熬夜的时候，连你身体里的免疫细胞都会“倒戈”，成为你的敌人。

这还不是熬夜的全部危害，来自《神经科学杂志》的一项研究表明，睡眠不足对大脑造成的损伤是无法通过补觉来修复的。

这恰恰击中了很多熬夜者的“命门”，因为他们会理所当然地认为，今天熬夜没什么关系，明天好好睡一觉补回来就行了。但实际上呢？脑细胞也是“人死不可复生”，你今天把它们害死了，明天睡多少觉它们也活不过来的。

熬夜能毁坏智商，这是千真万确的事实。

再回到眼前晓敏的情况上来，我之所以断定他是个“熬夜族”，还有一个原因，就是他有脱发的迹象。

对于一个年轻人来讲，严重脱发的原因虽然有很多，但最有可能的还是熬夜。

事实上，熬夜之所以会导致脱发，首先是因为熬夜加大了人的精神压力（即便是熬夜作乐，也会增加精神压力），精神压力大了之后，体内一些激素分泌就会失常，最终导致脱发。

晓敏今年才 20 岁，头顶上某些区域的头发就已经有些稀疏了，这证明他的熬夜问题非常严重。所以，如何才能让这个叛逆的年轻人踏踏实实地听从引导，这确实是个棘手问题。

我想，我有必要和他进行进一步的谈话。

2. 夜出昼眠的生活，你还准备过多久？

有人曾经问我：“长期熬夜对身体的危害有哪些？你能不能举个例子来说明一下呢？”

我说：“不举。”

他愣了一下，然后哈哈大笑起来。

确实，“不举”也是熬夜导致的众多恶果之一。

其实，熬夜的危害是不言自明的，不必谈什么科学道理、生理知识，绝大多数人都知道熬夜不好，但为什么还是有那么多人明知不可为而故意为之呢？

我觉得，主要是“幸存者偏差”这个心理效应在作怪。

具体来说就是：某些人确实是对熬夜免疫的，熬夜对这部分人的危害小之又小。而这些发生在少部分人身上的故事，却被大部分熬夜者拿来作为“熬夜无害”的证明——他们认为，既然熬夜对于某些人不会造成危害，那么，自己也可能属于这小部分人的行列，从而心安理得地熬夜。

关于“熬夜无害论”最有力的例证发生在 1964 年。

那年圣诞节的假期，17 岁的高中生加德纳挑战最长熬夜时间的世界纪录，他在 264.4 小时（11 天 24 分钟）之内没有睡觉，创造了新的吉尼斯世界纪录，从此走上神坛。

当加德纳挑战结束之后，人们都认为他可能得连续睡上几天才能恢复精力。但加德纳只睡了不到 15 个小时就“满血复活”，而且后续的观察发现，他的身体完全健康，没受到一点儿影响。

在加德纳此次挑战吉尼斯世界纪录成功之后，吉尼斯官方担心有人不顾身体的健康风险再来盲目挑战，于是宣布停止这项纪录的挑战。因此，加德纳成了有正式科学纪录的人类不睡觉时间最长的人。

在我们的生活中，像加德纳这样的人肯定是少之又少的，但确实有一些人似乎对熬夜是免疫的，他们在熬夜之后依然神采奕奕，全无不良反应（最起码表面上看起来是如此）。

熬夜者把他们当成“偶像”，认为自己也可以像“偶像”一样彻夜不眠，但却看不到新闻上时常爆出的关于熬夜导致重大负面后果的报道：

某26岁男子连续11天熬夜看欧洲杯后死亡；

某28岁女编辑熬夜成疾离世；

烟不离手，常熬夜90后IT男突发心梗险丧命；

“520”当天想给女友惊喜，小伙子熬夜上网熬出青光眼。

由此可知，有多少人因熬夜而损失惨痛。但熬夜者似乎对此视而不见，仍有大批熬夜者在坚持自己的生活方式。

至此我认为，要想让晓敏停止熬夜，第一步就是先打破他内心关于“熬夜无害论”的幻想。所以，我问他：“你知不知道熬夜的危害性？”

晓敏点点头，说：“当然知道，但是我觉得也应该视情况而论，有些人不能熬夜，但是有些人熬夜也没什么关系，只要习惯了就好。”

这是典型的幸存者偏差心态！

我问：“那么，你觉得熬夜对你的危害大吗？”

晓敏想了想，说：“我觉得还好吧。”

晓敏爸爸有些不以为然，说道：“还好？你看看你的熊猫眼，你看看你的精神状态，这叫还好？”

眼看晓敏又要顶嘴，一场论战将要爆发，我赶紧插话对晓敏说：“咱们假设你是那种不怕熬夜的人，只是假设啊，事实上这种人非常非常少见——那么我问问你，晚上的时候你们在做什么？”

晓敏犹豫了一下，没说话，晓敏父亲气呼呼地替儿子回答：“还能干什么，除了打游戏还是打游戏呗！”

晓敏的嘴动了动，似乎想反驳，但还是把话咽了下去。

其实他不说我也知道，这个年代的大学生，很多都熬夜打游戏或者玩乐。其实，我真正关注的，并不是他们熬夜干了什么，而是在熬夜的过程中，他们沾染上了哪些不好的习惯。

据我观察，长期熬夜的人，他们往往同时也会沾染上抽烟凶、酗酒或是大量饮用咖啡类饮料的习惯，这无疑是雪上加霜，进一步增加了熬夜的危害性。

如果我直接问晓敏：“你熬夜的时候是不是会抽烟或喝酒？”由于父母就在身旁，他肯定会断然否认，所以，我换了一种方式问：“和你一起熬夜的同学用什么办法来提神？有抽烟的吗？有大量喝咖啡的吗？有没有晚上纵情饮酒的？”

晓敏点头：“嗯，都有。”

我说：“你看，即便熬夜对人无害，那么，在熬夜过程中所沾染的某些坏习惯也会对人造成坏处。而且，根据我的分析，新闻里爆出的因熬夜造成的惨剧，其实多半和这些因素有关。”

晓敏没有说话，有些沉思的样子，于是我接着说：“你觉得熬夜对自己的危害不大，但我想，这可能是你一厢情愿的认识。

“我们的祖先发明了火、学会了照明，现代的技术利用电制造了电灯，实现了白天和黑夜的颠倒，让我们不必像许多野生哺乳动物那样，在太阳落山前就要考虑好今晚在哪睡觉的问题。

“但事实上，夜里睡觉是千万年来形成的一个定势，我们的身体早就习惯了这个定势，身体机能的进化要远远低于我们生活方式的改变速度。

“也就是说，我们在生活模式上虽然和祖先不同了，但是身体的运作规律和祖先还是一致的——都是白天劳作，晚上利用睡觉时间排毒、休息精神、促进某些激素的分泌。打破了这个规律，那么，大部分人的身体就难以接受。”

我絮絮叨叨地说了一大堆，发现晓敏和他的父母都有点懵，我意识到自己讲的内容有些太形而上了，便总结道：“总的来说，就是你身体受不了你晚上不睡觉的这个习惯，你不属于那种可以熬夜的人。事实上，绝大多数人都不属于。”

这一次，晓敏没有马上反驳我，证明对于我的话，他还是听进去了一部分。但是，我觉得继续谈下去的意义很有限，因为晓敏的父母在场的话，他很难和我敞开心扉地去讨论自己生活上的一些事情。

最后，我对晓敏说：“这样吧，周末你过来一下，咱们好好聊聊关于睡眠的问题。”接着我对晓敏的父母说：“周末您二位不用一起过来了，让他自己来就可以了。”

3. 生物钟的问题

我和晓敏约好了周末见面的时间，在这之前的几天里，我一直在想着该如何帮助他调整睡眠上的问题。

在我这么多年的职业生涯里，晓敏这样的来访者见过不少，但是大部分都是他们本人意识到了熬夜的危害性，主动来找我提供帮助。晓敏与他们的不同之处是，他完全是被动的，从主观上还未对熬夜的危害性有清醒的认知。

这是最棘手的地方。不过无论主动还是被动，治疗这类来访者的核心思想是一致的——调整生物钟。

生物钟这个概念，是睡眠科学中最为重要的概念之一，我甚至觉得可以把“之一”两个字去掉。对于这个概念，大部分人有所耳闻，也能说出个一二三来，但是恐怕少有人深入了解过。

曾经有位来访者对我说：“我经常熬夜，生物钟都乱掉了，不过我想出个好办法可以调整过来。”

我挺吃惊，因为我知道调节生物钟不是那么容易的。这位来访者居然有办法，我一定要听听他有何高见，便问：“什么方法？”

那位来访者吐出两个字：“喝酒！”

我不喝酒，不理解这种方法的原理，当时有点懵。

他看我不解的样子，赶紧解释道：“我喝醉酒就想睡觉，所以，我每天晚上 8 点钟开始喝酒，喝醉了自然就睡着了。连续喝上一个礼拜，生物钟就调整过来了。”

这居然就是所谓调整生物钟的“好方法”！我一时间不知道说什么才好。

这时，那位来访者又对我说：“可是，我发现我的睡眠调整过来了，却染上个坏毛病——不喝酒睡不着。我觉得这比熬夜的危害好像还大……”

我最终帮助这位患者纠正了“借酒入眠”的模式化行为，具体过程在此就不多叙述了，讲这个故事其实是想表达：许多人其实对生物钟的概念并不那么明晰，而是依靠个人的理解去解读这种生理状况，显然，他们很容易走上歪路。

简单来说，生物钟就是我们机体产生的一种适应循环，为了适应大自然周期性的规律而养成的某种行为模式。道家有句话我认为很有道理：“人法地、地法天、天法道，道法自然。”

人存在天地之间，你说天人合一也好，或是受自然规律的约束也罢，总而言之，人脱离不了自然的影响。

太阳朝起夕落，形成光暗交替，为了适应这两种截然不同的环境，人类也进化出了两种不同的感官——白天，我们用视锥细胞（黄斑部）感受光觉和色觉；晚上，则用视杆细胞感觉暗视觉。

与此同时，为了在环境的变化中找到生存空间，我们的身体习惯了早上“开机”——各个器官被唤醒，投入到工作状态中；晚上待机——下丘脑分泌腺苷和祛黑色素催促入眠。

在“待机”和“开机”转换的过程中，我们的身体也在悄然发生着变化——

体温：我们的体温在清晨2~6时最低，下午1~6时最高。

血压：夜晚进入睡眠状态之后，血压趋于平稳低缓，等到清晨醒来时稍加活动，血压就上去了。

心率：夜晚睡眠心跳较慢，清晨交感神经兴奋，心跳随之加速。

这是感受得到的变化，更重要的是感受不同的变化——包括生殖系统，激素的调节；消化系统，胃肠蠕动的调节；泌尿系统，夜尿与晨尿的调节。

总而言之，在昼夜交替之时，我们的身体在生物钟的指导下有规律地运转着，这对于我们的健康至关重要。

生物钟乱了，一切都乱了。

不过我知道，我要是把上面这番道理说给晓敏听，他一定会反驳我，而且理由还可能会非常充分，例如说：“要是一个人出国了，时区发生了变化，他的生物钟肯定也乱了，要按你这么说，这个人是不是就废了？”

或者说：“谁说我的生物钟乱了？我的作息很规律的，我的生物钟就是每天凌晨4点准时睡觉，11点准时起床。”

作为一名医师和心理咨询师，一定不能被来访者的问题逼到墙角，因为那样会使对方怀疑你的专业素养，失去权威性——轻则影响治疗效果，重则导致治疗中断。

关于“生物钟调节”的问题是睡眠科学所研究的核心问题，还好，我在临床医学实践中，有所学习和体悟。

星期六那天，晓敏和我如约见面，不过比我们约好的时间晚了 15 分钟。他一进门便赶紧向我道歉：“刘医生，对不起，刚才坐地铁坐过站了，耽误了几分钟。”

我说没关系，坐下聊。

晓敏坐下之后，我问：“这几天睡得怎么样？”

晓敏说：“挺好啊……其实我也知道熬夜不太好，可是我现在都习惯了，所以没什么感觉了，一切 OK。”

“没什么感觉”这种体验，可能也是支持大部分熬夜者继续熬下去的因素。

他们在刚开始熬夜的时候，也会感觉到身体上的不适，但是时间长了，便“没什么感觉”了，于是熬夜者会觉得自己已经习惯了熬夜，“没什么感觉”意味着一切都正常。

但事实却非如此。熬夜者所谓的“没什么感觉”，其实是身体因长期处于不适状态而产生了麻木感。

我的许多来访者都曾经有过这样的体验，等他们从睡眠问题中康复之后总会对我说：“原来以为我每天的精神状态和身体状态是正常的，但是当我恢复了优质睡眠之后，才发现自己过去每天都活在浑浑噩噩当中，只不过是因为缺乏对比，才认为自己之前的那种状态是正常的。”

晓敏就是这样的情况，所以，我对他说：“你现在觉得自己正常，是因为你已经习惯了熬夜所带来的不适感。事实上，由于生物钟的紊乱，你的身体机能现在已经受到了影响。”

晓敏疑虑地问：“那我怎么感受不到？”

我笑了，说：“其实不是你感受不到，是你自己不愿意感受罢了。我问你几个问题，你如实回答好不好？”

“刘医生，请问。”

我问：“你是不是有时候会出冷汗？”

晓敏想了想，说：“出冷汗我不知道，不过我比较爱出汗，是天气的原因吧？”

我又问：“那你是不是经常拉肚子？”

晓敏点头说：“嗯，这倒是，可是拉肚子和熬夜有什么关系？”

我没有急着回答他的问题，接着问：“有没有耳鸣的体验？”

晓敏想了一下，说：“偶尔有。”

我点点头，说：“你看，你身上出现的这些问题，其实都不是单个的问题，其根源都是生物钟紊乱所致。

“生物钟乱了，机体代谢跟着也乱了，所以人会出现疲倦乏力、头晕耳鸣、出冷汗、拉肚子的情况。这和有些人坐飞机跨越时区之后产生的时差综合征其实是一样的，都是生物钟紊乱的结果。”

晓敏听了我的话，想了想，反问道："出国的人，时间长了生物钟就会调整过来，对吧？"

我说对。

他立马接着说："那我也熬夜很久了，现在生物钟也该调整过来了吧？所以，您之前说的问题不成立啊！"

看看，问题还是来了！

4.要有光

其实很多人和晓敏一样，认为自己长期熬夜的话，生物钟会以为你跨越时区来到了"国外"，然后它就渐渐适应过来了。

这是天真的想法。

所以，我对晓敏说："没错，如果我们来到了美国，因跨越了时区而导致生物钟紊乱，是可以通过长时间的调整慢慢习惯。但是，你不行！"

晓敏忙问为什么。

我回答说："因为你没晒美国的太阳。"

晓敏显得有些惊讶，虽然没说什么，但我分明从他脸上看到了四个大字：强词夺理。

我接着解释道："现在，我们把生物钟想象成一块手表。手表想要走得准，必须得有动力，电力或者机械力都可以。

"生物钟想要走得准，也需要动力，这就是我们所说的'外源刺激'，包括日照、月相、潮汐、温度、湿度变化等，其中，光线的影响最为重要。

"目前已经有实验可以证明，光照强度变化对于生物钟的影响最为关键。我们睡着的时候，看起来是两眼一抹黑，但其实眼睛仍然能感受到外界光强的变化。"

晓敏似乎有些不太相信，于是我说："你闭上眼睛，看阳光。"他照做了。我又说："现在你用手捂住眼睛，看阳光。"他也照做了。

我问："你觉得在两种不同的情况下，光线强度一致吗？"

晓敏说："不一致。"

我说："这就对了，我们的眼睑就是眼皮，其实没有办法彻底阻隔光源，所以，即便我们睡着了，也能感受到外部光源的变化。"

看晓敏没有异议，我又接着说："跨时区的生物钟紊乱，是因为人接受光线的环境暂时发生了变化，所以，如果坚持在当地时间里日出而作、日落而息是可以调整过来的。

"而熬夜引起的生物钟紊乱，是因为刻意延缓了睡眠的时间，这就造成一个问题：在光照不充足的时候，大脑和身体本来是应该休息的，但却没有休息；在光照充足的时候，本来不应该休息，但是你却睡着了，而大脑依然在接收光源，这给了大脑一个‘不该睡觉’的信号。所以，你的大脑常年处于混乱状态，无法进入深度睡眠，睡眠问题因此而生。”

通过我的一番话，晓敏的态度有些软化，他想了想说：“嗯，我也觉得白天睡觉好像不如晚上睡觉管用。”

我点点头，说：“那是一定的。其实，除了光线的影响之外，饮食、温度都会对生物钟造成影响。就拿早餐来说，你熬夜之后肯定是吃不了早餐的，对吗？”

晓敏点头道：“当然，我一觉睡醒都快中午了，只能等着吃中午饭了。”

我说：“你要知道，早餐的时间对睡眠周期也有影响的，具体的机制目前尚不明确，但保持固定的进餐时间对睡眠习惯的形成很重要。所以，我经常会对那些睡眠有问题的来访者说，一定要养成吃早餐的习惯，这样会让你的睡眠更加规律。”

晓敏说：“嗯，我都好久没吃过豆浆油条老豆腐了，想想还挺怀念那味道的。”

我继续说：“对，另外还有温度的影响。白天气温比夜里高，尤其是夏天，但其实不太适合入眠——我们睡觉时体温会降低，由于白天温度高体温降不下去，睡眠质量也会受影响。”

晓敏说：“这倒是，夏天睡上一上午会出一身汗，感觉不太好。”

话至此，我知道晓敏已经接受了“熬夜对身体有害，并且无法调整生物钟”这个事实，所以，我觉得有必要与他探讨熬夜的另一种危害了。于是，我接着说："其实，熬夜对身体造成的危害只是一个方面，另一个方面，熬夜对心理也会产生影响，让我们陷入到一系列的负面心理中。"

晓敏看着我，眼神里流露出一丝丝恐惧。

我想：他或许已经感受到了这部分危害，但可能是隐约体会，所以有必要让他对熬夜造成的心理创伤有更加直接的认识。

我想起了之前遇到过的一位来访者，觉得这位患者的经历可能具有代表性，便对晓敏说："有位姓朱的女士，前年查出了糖尿病，心情很不好。她开始严重失眠，经常整夜辗转反侧、浅睡易醒，醒来后只能睁眼到天明。到最后情况基本和你差不多，每天要凌晨四五点才能睡着。

"后来，家人发现，朱女士开始有了轻生的念头。家人吓坏了，赶紧找心理咨询师对她进行心理干预，最后找到了我的一位同学。

"我的同学在治疗抑郁症方面很有建树，他了解了朱女士的情况之后，得出结论：导致朱女士产生自杀倾向的原因有二，一是患上疾病之后，自觉生活乐趣完全丧失；二是失眠熬夜，这加重了她的抑郁症病情。后来同学找到了我，让我配合他进行临床治疗，先帮忙纠正朱女士的睡眠问题。

"最终，我们两人合作，对朱女士进行抗抑郁症和催眠药物治疗后，朱女士心理回归正常，睡眠也满意了。"

晓敏听了这个案例后，有些不安地问："您说我是不是也因为熬夜引发了抑郁症？我觉得有时候我确实挺抑郁的。"

我摇摇头，说：“熬夜不会引发抑郁症，但是却会增加抑郁症的程度，同时也会加深其他负面心理的程度。

“你还远远达不到抑郁症的程度，不过你要意识到，熬夜会让你变得消极。比如说，如果有什么事情让你愤怒，你可能过一段时间就想开了，平静了。但是如果经常熬夜，这种愤怒就会无端升级。这其实是很可怕的事情。

“生活中总会有些不顺心的事情，一般情况下过去就过去了，但是对于熬夜者而言，这些不顺心会被放大，最终会影响他们的心态和处世之道。”

听完这番话，晓敏一副若有所思的样子。我又接着说：“今天你迟到了15分钟，这挺不好的。”

晓敏不明白我为什么会旧事重提，但还是赶紧道歉：“刘医生，对不起，对不起。”

我说：“我不是在追究这件事情，而是想借此事问你一句，在你经常性熬夜之后，是不是类似事情在增加？是不是做事显得越来越不靠谱了？”

晓敏有些惭愧，点了点头，说：“确实是这样的。”

我说：“你看，这也是熬夜的危害之一，它让你的注意力、你的情绪统统难以控制，从而导致你在做事情的时候力不从心。而失败的经历则会让你产生更多的负面情绪，熬夜又进一步放大了这些负面情绪——这完完全全是恶性循环啊！”

此时的晓敏，已经完全意识到了熬夜的危害，从主观上产生了矫正熬夜习惯的动力，所以他问我：“您说，我怎么才能改掉这个毛病？”

如果是别的患者问我这句话，那么意味着我的治疗才刚刚开始，但是晓敏的情况不同——他之所以熬夜，只是因为对熬夜的危害认识不足，喜欢体验夜生活的滋味而已。

从本质上讲，他并没有睡眠障碍症，所以我判断：既然他已经认识到了熬夜的危害，并产生足够强烈的矫正意愿，那么，事情会变得非常简单。

于是我对他说：“你不要把熬夜看成是你的所谓‘毛病’，以前之所以熬夜是因为不知道熬夜的危害，我从来也没有把你当成病人，只不过是一直在和你交流关于熬夜的知识而已。

“现在你对这件事情已经有了认识，我相信你很快就能改过来。你现在要做的就是按时按点睡觉，可能一开始会难以入眠，但不要着急，只不过是习惯而已。

“继续坚持下去，我敢保证，在半个月之内你就可以完全克服熬夜的习惯。到时候让你熬夜，你也不会再那么做了。”

晓敏站起身来，说：“谢谢，我也觉得我可以改过来，那我今天先走了。如果以后我要是再失眠了，还会来找您。”

我点点，说：“没问题，放心吧。”

看着晓敏离开的背影，我很开心。这是个好孩子，虽然有那么一点点叛逆，但却是可以听得进道理的那种人，希望他可以彻底摆脱眼前的小小阴霾，拥有更好的人生。

还是那句话：每个人都有享受人生的权利，最重要的是，不要自我剥夺这种权利。

从晓敏离开到现在，他再没有联系过我，看来他确实彻底摆脱了熬夜的困境，我为此很欣慰。

5. 可怕的现状

事实上，在我所遇到过的来访者中，熬夜问题比晓敏严重、干预过程比晓敏复杂的例子不胜枚举。我之所以在这里把晓敏的案例拿出来讲给各位听，是因为这一案例非常具有普遍性。

现实生活中这样的例子太多了，而且，让我担忧的是，如今社会上出现了一种可怕的现状——全民熬夜。

我知道本书的读者可能80后、90后居多，我现在问你们：你们熬过夜吗?

我相信，回答“熬过”的人没有百分之百也会有百分之九十五。

我再问：那么，你经常熬夜吗?

回答“是”的人也绝对会超过百分之五十。

我们似乎把熬夜当成了一种生活常态，这是作为一名医生和心理咨询师的我，最为担心的事情。

曾经有位来访者问我："刘医生，你说我在熬夜的时候是喝茶比较好，还是喝咖啡比较好？"

说实话，听到这个问题的时候我有点懵，最后，我只好回避了这个问题，说："我觉得不熬夜最好。"

他说："这有点不太现实，一是我经常要在夜里工作，二是即便我夜里不工作，那白天工作了一天，我总该有点娱乐的时间吧？所以，只能利用夜晚时间放松一下自己。"

这就是当今大部分人的生活状态。

我不属于那种认为"今不如昔"，总感觉过去什么都比现在好的人，但是实事求是地说，就睡眠这一问题而言，确实是今不如昔。现代人越来越多地投入到夜生活，并以之为常态，这确实是不好的趋势。

越来越多的人投入到"夜生活"大军里，他们不知道熬夜的危害吗？恐怕不是。但人啊，总能为自己的错误行为找到借口。

那些说工作太多，需要熬夜完成的，我就想问问："你白天工作的时候是否全力投入了？是否有足够高的效率？"

我并不是说，所有熬夜工作的人都是把本该在白天完成的事情放到了夜晚来做，但据我所知，确实有一大部分人是由于白天的工作效率着实太低，才会熬夜加班的。

有些人则说，白天没有时间娱乐，所以要在夜晚补回来。

对于这种说法，一方面，我理解现代社会的节奏确实太快了，大家白天面对的压力也确实不小。但是，另一方面，我请过惯了夜生活的各位思考两个问题：第一，你是否存在过度娱乐的现象？第二，夜晚的娱乐真的能让你放松下来？你是否会有“狂欢过后更加落寞”的感受？

其实，熬夜者在很多时候并不是娱乐时间不足，而是娱乐需求太旺盛。在心理学上有个词叫“快乐阈值”，意思是我们在体会快乐时有一个临界点，外界刺激到了这个临界点，我们才能感受到快乐。

但是，这个临界点会逐步提升，比如，一个从来没吃过饺子的人，吃一顿饺子会感到很快乐，但要是天天吃饺子，那饺子就不会让他感受到快乐，可能得吃鲍鱼才行。

这个理论放到熬夜这件事情上，就会发生如下情况：一开始，熬夜者玩到凌晨一点会感觉挺快乐，可是如果天天玩到凌晨一点，那么就感受不到快乐了。

怎么办？玩到两点呗！

于是，熬夜的程度越来越严重，而从中得到的快乐却越来越少，最终会产生“狂欢过后更加落寞”的心理状态。

除了以上两种常见的借口之外，关于熬夜还有各种千奇百怪的借口。

比如有个女孩曾经对我说：“我熬夜是为了减肥。”我当时就震惊了，问：“你为什么会有这种想法？”

女孩说：“我好多朋友在连续熬夜加班之后都瘦了，所以，熬夜肯定能减肥啊！”

我哭笑不得，对她说：“他们之所以瘦下来，一是因为工作压力大，二是因为可能饮食上欠规律把胃搞坏了，这和熬夜没有半分关系。事实上，熬夜可能会让你变得更胖。”

我之所以这么说，是有科学依据的。

《肥胖》杂志上曾经刊登了一篇瑞典研究者的文章，他们发现，人在熬夜之后往往会摄入更多高热量的食物，而且睡眠不足，这会导致第二天早上血液中饥饿激素水平上升，引发强烈的饥饿感。

这两个方面的原因，会导致熬夜者面临更多的肥胖风险。

在听了我的话之后，女孩打消了熬夜减肥的念头，但是她停止熬夜了吗？并没有。正如我之前所说：这些理由不过是借口罢了，他们就是喜欢过夜生活。

对于这个女孩，我又对她进行了 5 个星期的心理干预，才最终遏制住了她的熬夜势头。

前一段时间，我在朋友圈里看到了她的照片，问她：“你的照片没有 P 过吧？”她说没有。

现在，她的熊猫眼消失了，气色好多了。我很欣慰。

扯远了，我们回到主题。

熬夜常态化是趋势，作为个人，我没有能力扭转这种趋势，但是我希望可以通过我的工作和我的理论让更多的人知道熬夜的危害，并早日从这种生活中走出来。

在本章内容中，我已经讲述了太多关于熬夜的危害，但是，还有一个关键性的危害我准备放到最后来讲，因为这个危害是全方位、深层次的，那就是：熬夜将损害我们的免疫系统。

达拉斯得克萨斯大学西南医学中心的免疫学家劳拉·胡珀曾对一种名为“NFIL3”的蛋白质展开研究，这种蛋白质能够指导某些免疫细胞的发育，并激活其他一些免疫细胞。

研究中，劳拉·胡珀发现在患有炎症性肠病的病人身上，NFIL3 的数量会非常少，原因是肠道中一种名为 TH17 的细胞抑制了这种蛋白质的生成。

事实上，TH17 也是一种有益的细胞，它可以帮助我们对抗炎症。

我们的身体会在白天合成 TH17，夜晚合成的数量相对较少。但是，由于熬夜者的白天被“拉长”了，所以，他们的身体会合成过量的 TH17，而过量的 TH17 则抑制了 NFIL3 的合成，从而导致他们的免疫系统发生了异常。

胡珀说：“正如越来越多的研究结果所显示的那样，这些发现也表明健康的光暗周期和作息时间对于保持免疫系统的平衡至关重要。”

她还特意指出：越是发达地区，由于居民的昼夜节律长期遭到破坏，免疫系统的问题也越严重。

我在看到关于胡珀的报道之后，想：“为什么现在大都市里的人们卫生习惯更好、医疗条件更好，却似乎更容易患上一些免疫系统的疾病，可能就和熬夜有关。”

把这个研究结果分享给各位，是为了告诉各位：由于免疫系统关系到我们身体健康的方方面面，熬夜损害了我们的免疫系统，就会给我们带来各种各样的恶果。

也许，很多我们原本认为与熬夜无关的疾病，其“元凶”恰恰就是熬夜，不可不小心对待。

我们有必要恢复正常的生活状态，正如胡珀所说：“我开始限制晚间接触人工光线的时长，努力使自己的睡眠模式更加贴近自然。关上灯，拉上窗帘，iPhone 也不开机。”

6. 不得已的补救措施

之前我说，熬夜似乎是一种趋势，难以扭转。无论我和我的同行多么卖力地宣传熬夜的危害，纠正人们的这一生活方式，还是有很多人会因各种原因继续熬夜。

既然无法避免，那么在本章的最后一节，我不妨给那些出于无奈必须熬夜的人，提供一些关于如何将熬夜危害降至最低的方法。但还是希望看过本书的读者，永远不要用到这些方法。

首先来说“吃”。

熬夜的时候总难免不了要吃点东西，而且往往因为吃得不合适，容易摄入大量的脂肪和糖以及咖啡因，这会大大增加身体的负担。

关于“熬夜食谱”，我有以下几个建议：

第一，要多吃含有 B 族维生素的食物。

第二，少吃甜食。

第三，少喝咖啡、茶，多喝果汁。

再说说女性朋友最关心的问题：如何在熬夜过后拯救受伤的皮肤。

熬夜会让我们的皮肤变得非常差，具体来说就是毛孔粗大，肌肤干燥缺水，生成肿泡眼。我们可以针对不同的情况实施不同的补救措施。

熬夜时，我们的交感神经处于紧张状态，导致皮脂腺分泌异常旺盛，再加上肌肤疲累失去弹力，毛孔会愈来愈粗大。

补救的办法就是，下次熬夜的时候，要把脸洗得干干净净，而且尽量不要“化妆熬夜”，这一点对于喜欢夜间出去与朋友聚会的女士非常重要。

所以，爱美的熬夜女孩千万要谨记，夜间化妆一定要能简则简，否则会对皮肤造成毁灭性的伤害。而且大半夜的，其实别人也不会太注意你的妆容。

熬夜时，由于我们角质代谢的速度缓慢，会造成皮肤干燥，许多熬夜者补救的办法就是大量使用强力保湿品。其实这是非常错误的，有可能会雪上加霜。最好的办法是，先做温和的去角质，把过多的角质和油脂适当去除后，再敷上保湿面膜。

很多人在熬了一夜之后，会发现自己有了“肿眼泡”“水肿脸”，这是因为过多的水分和淋巴代谢物堆积在皮下组织的间隙里无法排出体外而引起的。补救的办法是，先用40℃度左右的温毛巾敷眼30秒，然后用冰水毛巾冷敷10秒，重复交替三次，促进体液的循环，问题就可以得到解决。

有些人一定会问：那我有了“熊猫眼”又应该如何补救呢?

由于熬夜时头颈一直处于直立状态，所以，我们的血液难以供应到眼睛外侧的皮肤，而且由于身体疲累、代谢不良，血液循环的速度也会变慢，所以会形成熊猫眼。

关于这种情况的补救办法，我想说的是“无法补救”，除非你愿意恢复正常的睡眠规律。熬夜嘛，总是有太多代价是无法避免的。

还有人曾经问我：“我一熬夜之后，脸上的痘痘就好像雨后春笋一样往外冒，该怎么补救?”

我的回答也是“无法补救”。熬夜会导致内分泌失调、皮脂旺盛，要是不长痘痘还有天理吗?

最后讲讲如何在熬夜之后“排毒”。

有人曾经跟我讲过这样一件事：他们单位组织集体献血，他的身体一直不错，但是由于在献血的前一晚熬了一夜，结果第二天血检的时候因血检不合格而被Pass掉了。

当然，他在讲述这件事情的时候是把熬夜当作一个“好办法”的，因为可以避免被抽血嘛，而且我也怀疑，他血检不合格的原因是否仅和熬夜有关。

但是，这件事情也从侧面证明，熬夜之后身体内的毒素含量是不正常的。所以，经常熬夜的人应该考虑排毒的问题。

上面我介绍了一点点熬夜的补救方法，但由于熬夜的危害实在太多、太广了，这些补救方法的作用其实也比较有限，而且熬夜所导致的许多危害也是无法补救的。所以，最后我还是要说：如果没有十足的必要，请不要熬夜！

还是那句话，每个人都有获得幸福生活的权利，但前提是，不要自我剥夺这种权利。

Part 2
你睡不醒，真不是因为你天生懒惰

任何时候都不要轻易否认自己，很多时候，我们所承担的甚至比自己预想中的还要多。遇到问题时，我们要学会从自己身上找原因，但绝不能糊里糊涂地把自己一棒子给打死！

1. 刘斐的话：其实我知道，因为我太懒

在快节奏的现代生活压力下，人们面临着各种各样的情绪问题。当很多人因无法入睡而烦恼不已时，却也有一部分人因为嗜睡而困扰不已，比如我的一位患者刘斐。

不得不说，睡眠真是一件神奇的事情啊！

刘斐是女神刘雯的弟弟。

我参加那个聚会，完全是被朋友拉去凑人数的。刘雯是聚会上最漂亮的女孩子，某时尚杂志的记者，当听说了我的职业之后，她就主动坐到了我身边，拉着我问东问西，似乎对心理学十分有兴趣，这让我的朋友羡慕不已。

我们聊了很久，问题完全集中在了她的弟弟刘斐身上。

刘斐今年 25 岁，刚大学毕业不久。据刘雯描述，刘斐是个非常喜欢睡觉的人，而且似乎永远都睡不够。

刘雯本来是想咨询我是否有什么办法，比如催眠、心理暗示之类的，来改善一下她弟弟的“懒”毛病，但最后，我们的谈话却从轻松的调侃变得越来越严肃。

现在，睡眠的重要性已经被人们所熟知，很多人对失眠问题都能引起足够重视，然而对于嗜睡问题，人们却往往容易忽略，总以为嗜睡就是因为“爱睡觉”“懒惰”之类的主观原因所引起的。

但实际上，嗜睡和失眠一样，都是一种异常的睡眠状态，需要引起重视。

虽说睡眠因人而异，并没有一个绝对的时间是所谓的合适的睡眠时间，但通常来说，每个人的平均睡眠大约是 8 小时。

某科学网站曾做过一项针对百万人的睡眠问卷调查，结果显示，大约有 80% 的成年人每天的睡眠时间在 7~9 小时范围内；而每天睡眠时间在 4~5 小时或 10~11 小时范围内的人大约只有 1%~2%；至于每天睡眠时间在 4 小时以下，或者 11 小时以上的人，则不足 1‰。

可见，所谓的超短睡眠者和超长睡眠者绝对都是难得一遇的，而我大概不会那么幸运地撞见他们吧？因此，对于刘斐“爱睡觉”的毛病，我更倾向于认为是一种睡眠障碍。

引起嗜睡的原因多种多样，既有生理方面的原因，也有心理方面的原因。

从生理方面来说，一些疾病和身体异常的状况都可能引起嗜睡，比如帕金森症、甲状腺功能减退、脑肿瘤、脑膜炎、脑炎以及心血管疾病等；另外，某些药物过敏，如酒精、镇静剂、麻醉剂等，也都可能会引起嗜睡。

从心理方面来说，某些患有抑郁症或情绪障碍的患者也可能会出现嗜睡的情况。

对于嗜睡症，刘雯大概是第一次听说，在此之前，她一直打趣弟弟刘斐是个“懒鬼”，而在知道嗜睡症之后，她脸上原本轻松的表情也开始变得凝重起来：“你的意思是，我弟弟可能患有嗜睡症？”

“现在还不能确定……”我想了想说道，“引起嗜睡的原因很多，具体情况还需要进一步的了解。而且，说不定就真那么巧，你弟弟恰巧是世界上仅有排得上号的‘超长睡眠者’呢！”

我的玩笑话并没有宽慰到刘雯，她苦笑了一下，接着问道：“刘医生，那你以前有没有遇到过患有嗜睡症的人？他们现在怎么样了？能治好吗？”

要说嗜睡症患者，我还真遇着过那么一位，她是我同学的一位患者。

前面说到，我大学时对心理学非常感兴趣，后来，因为兴趣相同，和心理学系的一位同学一直保持着密切的联系，他的那位患者年仅 16 岁，暂且称她为 H 小姐。

H 小姐患上的是发作性嗜睡症，这是一种被归类于觉醒维持障碍的神经系统疾病。患有这种疾病的人通常有四种表现症状，其中比较主要的两种症状是白天过度嗜睡以及猝倒，比较次要的两种症状则是睡眠瘫痪和睡前幻觉。

既然刘雯问起，我便把 H 小姐的事情告诉了她。当然，为了保证病患者的隐私，我并未向她透露 H 小姐的具体信息。

“白天过度嗜睡我知道，我弟弟就是这样，大白天的倒在哪里都能睡着。可猝倒是什么情况？还有睡眠瘫痪、睡前幻觉，这些都是什么意思啊？”刘雯一边问着，一边从包里拿出笔记本，似乎很担心弟弟也患上了这种疾病。

我尽可能简单明了地向她解释道：“白天过度嗜睡其实不像你想象的那么简单，发作性嗜睡症最为独特的一点就在于，患有这种疾病的人在任何情况下都会陷入睡眠，哪怕当下的情况非常不适合睡觉。

“比如国外就有过一个案例，一位患有这种疾病的人，在大冬天时斜靠在停车计时器上就睡着了。他们对睡眠的强烈渴望已经超出了正常人，更重要的是，他们根本无法抗拒这种需求。

“猝倒是发作性嗜睡症的另一种主要症状，通常发生在白天过度嗜睡情况出现的几年后。它会引起骨骼肌的临时瘫痪，可能是局部的，也可能是全身性的。

“这种情况的出现和情绪有着很大关系，比如患者突然出现惊讶、大笑或者愤怒等强烈情绪波动的时候，就可能引起猝倒。通常来说，猝倒的时间持续性很短，大概在几秒钟到几分钟之间。”

我注意到刘雯的表情有些迷茫，可能依然不太明白，我顿了顿，举例道：“比如说，假设我患有这种疾病，然后遇见了你，觉得你长得很漂亮，我心情特别激动，情绪很高昂。这种情况下，我可能会突然毫无预兆地就摔倒在地上了，就像身体的某些部位瘫痪了一样，不受控制。

“但除此之外，一切都是正常的——我没有失去意识，也没有昏迷，也不会像癫痫发作那样抽搐，我只是突然之间无法控制自己的身体。但几秒钟或者几分钟之后，我就会恢复一切如常，又能站起来了，继续和你说话，和你握手。”

“这些情况我弟弟现在都没有。”刘雯脸红了一下，又赶紧继续问道，“那睡眠瘫痪和睡眠幻觉是怎么回事？听到‘瘫痪’两个字，就让人感觉很紧张啊！”

我回答道：“另外这两种症状之所以被认为是次要的，就是因为它们不会导致患者严重失能。也就是说，它们不会对患者造成太严重的影响，而且，即便是很多正常人也都出现过这一类情况。

“有时候，我们入睡之后在夜间会突然醒来，发生睡眠麻痹的现象，也就是感觉身体不能动弹，甚至眼睛无法睁开，这就是刚才说的‘睡眠瘫痪’。这种情况通常不会超过 10 分钟，会自行结束，或因一些触碰而结束。”

“啊，我知道，就是‘鬼压床’！”刘雯有些兴奋地插嘴道，随后又有些不好意思地吐了吐舌头，示意我继续往下说。

“有些时候，我们即便在清醒的时候，也会突然体验到某些梦境的内容和感觉。就像做白日梦一样，你的意识是清醒的，但却会看到、听到甚至感觉到某些不存在的东西，这其实就是一种睡眠幻想。

“如果这种情况发生在入睡之前，我们通常称之为‘睡前幻想’；如果是发生在半夜醒来的情况下，则称之为‘半醒幻想’。这些状况我们可能会偶尔出现，这都是正常的，但如果频繁发生这一类的情形，并已经严重影响到日常生活，那就要引起重视了。”

那天聊完之后，刘雯给我留了电话，并约定第二天带弟弟来见我。对于即将见到刘斐，我感到很兴奋，毕竟除了同学的病人H小姐之外，我还从未真正治疗过嗜睡症患者。

2. 懒得睡不醒？别逗了

巴尔扎克曾说过这样一句话：“不必为无法战胜睡眠而难过。”而他也的确是一名不断向睡眠发起挑战的斗士——作为一名作家，巴尔扎克有着极具传奇色彩的工作习惯：他每天要喝30杯咖啡来让自己保持清醒，然后进行通宵达旦的工作。

那么，睡眠真的是可以战胜的吗？显然，很多人都认为，是的。因此，如果一个人整天都在睡觉，通常会被认为是一种懒惰的表现。

拜托，我真的很想为那些陷入嗜睡状况而无法自拔的人喊一声“冤枉”，因为懒惰而怎么都睡不醒，那简直是无稽之谈！

之所以会这样认为，只是因为很多人都不了解，睡眠究竟是什么，睡眠对于人们究竟有怎样的意义。

我们一生之中有差不多三分之一的时间都是用来睡觉的，这些时间远远多过我们工作或吃饭的时间，可见睡眠对于我们而言有着多么明显的好处，否则，这项“浪费时间”的活动不会在漫长的进化过程中一直保留下来。

可我们究竟为什么要睡觉呢?

事实上直到今天，我们也并没有找到一个确定的答案。但唯一可以明确的是，缺乏睡眠终究会带给我们莫大的伤害。

美国的研究者曾在 20 世纪 60 年代末进行过一项睡眠剥夺实验，他们让 4 名志愿者持续 205 个小时或超过 8 天保持清醒状态不能入睡。

在实验过程中，这 4 名志愿者除了承受与日俱增的疲劳感之外，其思维能力和智力表现也都有明显下降，甚至开始出现了间歇性人格障碍，变得易怒、暴躁、产生幻觉等。

而随着清醒时间的不断增加，这些志愿者的大脑活动开始有了明显变化，仿佛同时处于清醒与睡眠之间：他们无法思考事情，身体肌肉也变得缺乏张力，随时可能跌倒。

这种痛苦是超乎想象的。因此，剥夺睡眠也是许多施虐者最为常用，也是最有效的一种折磨手段——第二次世界大战中，许多战俘都曾在审讯中遭受过这种折磨。

可见，睡眠绝对是一种生理选择，你的身体知道你什么时候需要睡眠。

所以，当一个人极度渴望睡眠，无论何时都睡不醒的时候，请相信，这是他的身体在向他发出信号，而不是他的个性或者习惯等。对于这种情况，我们应该给予绝对的重视。

刘斐来到时比约定时间整整晚了半个小时。他是一个人来的，刘雯因为工作上的事情不能陪他一块来，于是把我的名片给了他。

刘斐一进来，就走到沙发旁懒洋洋地坐了下来，慢悠悠地朝我晃了晃手当打招呼，然后就整个“瘫倒”在沙发上，一副昏昏欲睡的样子。

“怎么样？很困吗？昨天没睡好？”我一边给刘斐倒水，一边故作轻松地问道。

“还行吧……睡了快十几个钟头了，怎么都算不上没睡好吧？”刘斐懒洋洋地回答着。

我看着刘斐眼下的乌青块笑了笑：“你不说还真看不出来，你那两个熊猫眼看上去倒像是昨天夜里‘工作’去了。”

刘斐没理会我的调侃，心不在焉地掏出手机看了看，然后说道：“好了，大医生，别浪费时间了，我已经是‘懒癌’末期，没得救啦！”

“你也认为自己睡不醒是因为懒惰？”我探寻地看向刘斐。看来刘雯大概没有好好和他谈论过关于他的睡眠问题，也或者谈论过，但他并不在意。

“懒惰是人类的天性……”刘斐撇撇嘴，“我只不过是接受了自己的这种天性而已。懒惰也没什么不好的，怎么活着，是个人的选择不是吗？我只是愿意用更多的时间来睡觉而已。”

刘斐的态度让我感到有些吃惊，以往来咨询我的人，大多是能意识到自己出了某些问题，或者说至少主观上想要改变自身的某些不良状况——但刘斐不同，他似乎对于自己的情况毫不在意，甚至欣然接受。

我必须改变刘斐的态度，让他意识到自己的情况并不正常，如果他不能产生想要改变这种状况的主观意愿，那么一切分析和治疗都只会是徒劳而已。

“确实，大多数人都是懒惰的，这一点不可否认。”我看着刘斐说道，“从心理学上来说，懒惰其实是一种心理上的厌倦情绪，它会影响到我们的方方面面，比如逃避工作、厌倦生活中的种种事情，等等。

“懒惰可能让你不想去做任何事情，但绝不会让你一直‘睡不醒’，因为睡眠是一种生理选择，你是否需要睡觉，主要是由你的身体状况来决定的。”

刘斐笑了一下，说：“你这是想告诉我，我其实并不懒，然后鼓励我勤快一点？”

我摇摇头，严肃地对刘斐说：“不，我是想告诉你，你或许真的非常懒惰，但你老是想睡觉和你懒不懒是没有关系的。你睡不醒，是因为你的身体需要睡眠。”

刘斐撇撇嘴，不置可否。

我接着说道：“通常来说，一个成年人每天的正常睡眠时间大概是 7~9 个小时。天才物理学家爱因斯坦每天必须睡 10~11 个小时，而丘吉尔每天大概只需要睡 5 个小时就够了，至于拿破仑，他一直声称自己每天只需要 4 个小时的睡眠。那么，你认为爱因斯坦比丘吉尔和拿破仑懒惰吗？”

刘斐有些疑惑地看着我，问：“难道，我就是你跟我姐说的那种超长睡觉者？”

“见到你之前，这也是一种猜测。”我朝刘斐笑了笑，“但见到你之后，我想基本可以排除这种可能了。”

刘斐更加疑惑了，终于放下了时不时在手里摆弄的手机。

我解释道：“每个人所需要的睡眠时间确实都会有所不同，但不管你是正常睡眠者，还是超短睡眠者或者超长睡眠者，你的睡眠状况是否正常、健康，并不是靠睡眠时间来衡量的，而是要看你的睡眠质量。”

“我睡眠好得不能再好啦！一挨枕头就能睡着，每天睡超过 10 个小时。我要是睡眠还不行，那还要怎么睡啊？”刘斐抱着手一脸不悦地反驳我，脸上明显有着不耐烦的表情。

“不如，我先来为你的睡眠质量做个评估吧。”

3. 睡眠不足作用于生理机制的表现

在见到刘斐之前，我原本以为他很可能患上了嗜睡症，但现在，我不得不修正自己的想法。

事实上，读者或许已经发现，在我和刘斐交谈的过程中，我多次向他陈述了一些较为枯燥乏味的理论知识。一方面，我确实试图让他正确理解睡眠究竟是什么；另一方面，我则是在试探，看他是否能够控制对睡眠的渴望。

而事实证明，他可以。

嗜睡症最令人头痛的一个体现就在于，患者往往无法控制自己的睡眠欲望，尤其是处于一些枯燥乏味的环境中时。

当然，这并不是绝对的。但相比嗜睡症来说，刘斐的情况却更像是睡眠不足。

长期睡眠不足除了会让我们感到疲惫和困倦之外，对我们的心理和生理都会产生不同程度的影响。

通常来说，如果你发现自己有如下一些症状，就一定要加倍小心，注意一下你的睡眠健康状况了。

*** 没精打采，注意力不集中**

当你发现自己头脑昏沉，思路迟钝，或者明明反复查看了电子邮件或浏览了网页，却始终没记住自己究竟阅读了什么信息的时候，说明你的大脑运转非常不正常，它或许正在疲劳中挣扎，而这些通常都是睡眠不足所引起的。

*** 比以往更加健忘**

有的人记性好，有的人记性差，这并不奇怪。但如果某天你突然发现自己变得比以往健忘得多了，很可能说明你缺觉了。

睡眠不足往往会让我们的大脑难以形成记忆。

*** 倒头就睡**

“倒头就睡”常常被视作一项令人羡慕的本事，毕竟现代社会有失眠困扰的人实在太多了。但美国神经系统疾病和卒中协会（AHA/ASA）的研究数据却显示，经常能够在躺下之后5分钟以内就入睡的人，很可能有睡眠严重不足的问题，甚至可能有睡眠障碍。

*** 比平时更容易冲动**

睡眠不足通常会导致大脑判断力下降，做出冲动的事情。

科学研究显示，缺觉会对大脑前额叶皮层产生严重影响，而该区域主要负责控制人的情绪冲动、判断力以及注意力等方面。因此，当你在某段时间突然变得爱吃甜食、冲动购物、爱吵架时，那么就要小心了。

*** 爱说陈词滥调**

睡眠时间和质量对控制语言、建设性思维及创新思维的大脑额叶区域有着重要影响。

因此，当缺乏睡眠的时候，人往往很难组织起自发性的复杂话语，所以通常会把一些陈词滥调挂在嘴上，甚至可能出现口齿不清、说话单调或者口吃问题。

*** 更容易产生饥饿感**

当睡眠不足的时候，由于身体激素水平的不正常，往往会让人特别容易产生饥饿感，更难抵抗垃圾食品的诱惑。因此，很多睡眠有问题的人，通常都会反映在体重的骤减或骤增上。

此外，长期睡眠不足也会对人的外貌造成明显影响，比如发质变差，皮肤粗糙，肌肤上产生明显皱纹和严重的“黑眼圈”，等等。

虽然对于刘斐的许多情况我还不甚了解，但单从初次与他简单的接触中，已经可以明显观察到数条睡眠不足的症状了。比如眼下明显的乌青块，无精打采的样子，精神涣散以及明显表现出不耐和冲动的情绪等。

我相信，这些情况一定也给他的生活造成了影响和困扰。

当我把这些列有睡眠不足症状的资料放到刘斐面前时，我注意到他一直试图让自己集中精神来阅读这些文字，但他的注意力却始终无法长久保持，看来又印证了一条：他的大脑非常疲劳，在进行信息的搜集和处理时显得非常困难。

我把这些内容尽量转换成精简还便于理解的语言说给刘斐听的过程中，他的表情才渐渐变得认真起来。

最后，刘斐幽幽地叹了口气，说：“看来，我大概真是睡眠不足了……可是，我每天睡觉都超过 10 个小时，睡了那么久，怎么睡眠还是不足呢？”

“我一再强调过，你的睡眠是否健康不在于你的睡眠时间，而在于你的睡眠质量。”我再一次耐心地向刘斐解释，“睡眠质量上不去，即便睡得再久，你也依然会有睡眠不足的感觉，因为你大脑和身体的疲劳都不能得到有效缓解。”

“那我究竟应该怎么办？”刘斐烦躁地挠挠头。

“那就需要从决定睡眠质量的三个要素来进行评估了。”我一边说着，一边把一张调查表放在刘斐面前，“我需要进一步了解你的身体情况、心理情况以及睡眠环境。”

影响睡眠质量的要素主要有三个，即身体、心理健康以及睡眠环境。因此，要改善睡眠状况，我们首先要对这三要素进行了解分析，找出其中存在的问题，从而“对症下药”。

现在，我将评估的内容列出，各位也可以据此对自己的睡眠情况进行评估，看看你的睡眠是否存在问题。

身体状况评估：

* 以 20 分钟以上的散步作为最小运动量，我每周运动不超过两次；

* 我常常感到浑身乏力；

* 我经常饮用刺激性饮品，其中有含酒精或咖啡因等；

* 我经常感觉肌肉疼痛；

* 我有时会觉得呼吸困难。

心理健康评估：

* 我非常容易发怒或感到烦躁；

* 我的精神很难集中；

* 我常常感到紧张和焦虑；

* 我常常感到孤独或沮丧；

* 我的笑容明显变少。

睡眠环境评估：

* 我的床垫已经使用超过 10 年或者已经变得不平整；

* 我的睡眠环境很吵闹；

* 我的卧室不透气，并且太冷或者太热；

* 我的卧室里有一台电视或者电脑。

根据刘斐填写的评估表，我发现他主要存在这几个问题：缺乏运动，有喝咖啡的习惯，并且常常在睡前玩网络游戏。

针对这一情况，我建议刘斐做到四点：

1. 每周至少保证 3 次且每次 30 分钟以上的运动，强度不需要很大；

2. 暂时戒掉喝咖啡来提神的习惯；

3. 睡前 1 小时内不接触任何电子设备，包括电脑、手机、电子书等；

4. 把电脑搬出卧室，保证只在床上做两件事——睡觉和性行为。

对于这些建议，刘斐显然颇有微词，但现在和他做任何解释都是徒劳的，让他自己去感受比对他说教会有用得多。

4. 兴奋的大脑

大脑是人体的神经控制中枢，我们的一切日常活动都是由大脑来控制的，睡眠也一样。1929年，汉斯·勃格尔发明的脑电图仪帮助科学家揭露了睡眠的秘密，并让人们发现，睡眠实际上并不是一个简单的线性过程，而是一个复杂的动态过程。

从表面上看，睡眠似乎是一个非常简单的过程：我们感到困倦——然后睡去——最后醒来。但事实上，睡眠状态比我们想象中的要复杂得多。

睡眠由几个不同的睡眠阶段组成，最重要的是，这些睡眠阶段并不是按照由浅入深或由深入浅等单一的线性过程排列的——在整个夜晚，它们都在循环往复，通常来说至少有5个以上的周期，每个周期大约会持续90分钟左右。

正常的生理睡眠主要可以分为两大类，即快速眼动睡眠（REM睡眠）和非快速眼动睡眠（non-REM睡眠）。

非快速眼动睡眠根据人脑电波的特征又分为1、2、3、4期睡眠，相当于是一个睡眠由浅入深的过程，而这其中，第3期和第4期睡眠又合称为慢波睡眠（SWS）期。

当我们进入 1 期睡眠时，大脑的活动开始出现降低趋势，此时我们处于一种浅睡眠状态，眼球转动速度变慢；进入 2 期睡眠之后，大脑的活动继续降低，此时我们开始完全意识到自己已经入睡，眼球不再转动。

随后我们将进入慢波睡眠，也就是第 3 期与第 4 期睡眠，这也就是我们所说的深度睡眠。在这一睡眠过程中，大脑活动水平最低，同时我们也最难被唤醒。

快速眼动睡眠是睡眠过程中的一种激动状态，梦境就是发生在这一阶段的。

当我们处于快速眼动睡眠阶段时，我们的大脑活动与觉醒时的大脑活动非常相似。

虽然我们依然处于沉睡中，身体也处于麻痹状态，但此时我们的大脑却异常活跃，因此，这一睡眠阶段也被科学家称为异相睡眠。

东京医科大学的井上昌次郎教授曾发表过这样一个观点："人要消除身体及精神的疲劳，实际上只需要前 3 个睡眠周期就足够了，此外的睡眠其实都属于多余的睡眠。"

我们知道，疲劳分为两种类型，一种是单纯的躯体疲劳，一种则是大脑的疲劳。

在现代社会，大多数人所从事的工作都不是纯体力劳动，因此，现代人的疲劳多是大脑疲劳。引起大脑疲劳的应激因素很多，比如：饮酒、喝咖啡、熬夜（包括长时间的娱乐性活动，如看电视、玩游戏、看书等）。

而这些应激因素所带来的最直接后果就是，减少了我们的非快速眼动睡眠，尤其是慢波睡眠阶段，并相应地增加了快速眼动睡眠，从而大大降低了我们的睡眠质量。

之前说过，快速眼动睡眠阶段，我们的大脑处于做梦状态，依然会非常活跃。

在这一阶段，疲劳的大脑实际上并没有得到应有的休息，这也就是为什么很多人睡眠时间明明不短，却依旧感到疲劳、睡不醒的缘故。

刘斐的情况很显然就是如此，所以要改善他的睡眠状况，就必须减少引起他大脑疲劳的应激因素，降低他的大脑在夜间的活跃程度，增加他的慢波睡眠。

再见到刘斐是一个月以后了，见到他时我正在喝咖啡。

“抓到你了吧！”他贼笑着指了指我手里端着的咖啡杯，“你不是说不能喝咖啡吗？你就和我爸我妈一样，这头说不让我做什么事，那头他们自己倒是去做了。”

刘斐一边说着，一边坐到了沙发上，和一个月前一样懒洋洋的，姿势依旧不雅。不过他的精神看上去好多了，至少话似乎变得更多了。

我笑着说道：“一杯特浓咖啡里大概有 100 毫克左右的咖啡因，一个体重 50 公斤以上的健康人，一次性摄入 7.5 克以上的咖啡因才能达到产生危险的剂量。

“也就是说，一个体重 50 公斤的人必须在短时间里接连喝

75 杯以上的特浓咖啡才会产生危险。那么，我这个体重远远不止 50 公斤的健康成年人，每天即便喝三四杯咖啡也是不会影响健康的。”

刘斐冲我翻了个白眼：“难道我看上去像是体重不超过 50 公斤的吗？”

我啜了口咖啡，答道：“不。我的意思是，你不算是一个健康的人，至少睡眠不健康。”

刘斐撇撇嘴，不服气地嘟囔：“反正你是医生，你说什么都有理。”

“你知道为什么咖啡能提神吗？”

听到这个问题，刘斐显然来了兴趣，但脸上还是一副不服气的神采。

我接着说道：“我们的大脑在进行活动的时候，会产生一种叫作腺苷的化学物质，大脑活动越多，产生的腺苷就越多。在我们大脑里头，还有一种叫作腺苷受体的东西，这个东西会和腺苷进行结合。

“这个腺苷受体就像是个‘监视器’，通过结合来监视大脑产生了多少腺苷。腺苷含量超过一定的量之后，大脑就会发出信号——该休息了。这个时候，我们就会觉得困、累。

“咖啡因和腺苷的化学结构非常像，我们通过喝咖啡把咖啡因吸收到身体里，咖啡因就会和我们的腺苷受体结合，占据这个位置，导致腺苷没有可以结合的东西了。这样一来，腺苷受体就无暇分身再去监测腺苷的含量，也就不能向大脑报告，大脑自然也就不会发出疲劳的信号了。

“可事实上，你大脑的疲劳依然是存在的，只是咖啡欺骗了你的大脑，让你感觉不到疲劳。”

刘斐恍然大悟地感叹：“怪不得每次喝完咖啡觉得挺精神的，但过一会儿感觉更累了，脑袋还昏沉沉的。”

“所以说，咖啡于我是良方，于你是毒药啊！”我拿出记录刘斐睡眠情况的文件夹，“现在，我们来谈谈你这段时间的睡眠状况吧。”

刘斐坐正了身子开始汇报：“一开始呢，我不想完全按你说的做，后来我姐发动了全家人，尤其是我妈，恨不得一把鼻涕一把眼泪的，好像我得了绝症似的……反正我就是迫于家庭压力，就只能随便试试啦。

“刚开始倒是没什么感觉，后来嘛，他们说我看上去精神了不少。虽然每天还是睡十来个小时，不过白天好像精神多了，这几天工作也没那么容易出错了，我妈我姐也没那么唠叨了……就是我的游戏只能换个新战队，每天晚饭后准时刷图……没那么带劲儿吧……”

“挺好，继续坚持。注意让你的作息时间稳定下来，即便是休息日，最好也坚持按照平时的作息时间睡觉起床。你的睡眠问题不严重，只要保持好的睡眠习惯，慢慢就能调整过来的。”我简单记录下了刘斐的情况。

“其实，我今天过来还有个问题想咨询一下——”刘斐笑嘻嘻地凑到了我面前，“你之前不是说，睡眠健不健康不能看睡眠时间，要看睡眠质量吗？那有没有什么办法，可以用比较短的时间达到比较好的睡眠质量？”

5. 短睡眠与长睡眠

如何用较短的时间达成较好的睡眠质量，以节省睡眠所需的时间——刘斐的这个问题，大概是现代人都非常关心的。

试想一下，如果每天能够少睡 1 小时，那么，一年下来就能累积 365 个小时，这些时间可以用来做多少事情啊！

时间就是金钱，1 小时的时间或许不能用来干什么，但如果每天都有 1 小时，积累下去几乎可以影响你的一生，包括你的身体、事业、家庭，等等。

那么，我们究竟能不能通过后天的训练，来变成一个健康的短睡眠者呢？

之前我们提到过，在睡眠中真正能够用来消除疲劳、恢复体力和脑力的，主要是慢波睡眠阶段，快速眼动睡眠则甚至被井上昌次郎教授认为是“多余的睡眠”。而在我们的睡眠周期中，快速眼动睡眠所占据的比例是非常可观的。

通常来说，慢波睡眠主要集中在前半夜，后半夜则主要是被快速眼动睡眠所主宰。

如果按照自然法则和机体调节规律来看，睡眠时间过长的时候，睡眠深度则会较浅；反之，睡眠时间如果较短，那么睡眠深度则会加深。换言之，与普通睡眠者或者长睡眠者相比，短睡眠者的慢波睡眠实际上并没有减少，甚至可能更长。

这就意味着，如果能够想办法减少快速眼动睡眠，增加慢波睡眠，那么，普通睡眠者和长睡眠者都是有可能变为健康的短睡眠者的。

对于现代人而言，短熟睡眠显然大有裨益，它不仅能让我们节省很多时间，而且对智力的开发也有一定好处。

相信大部分人都有过类似体会：如果我们睡前没有完成某件事情，那么，睡醒之后通常需要把之前做的部分复习一遍，重新理清思路，才能够把没完成的部分继续完成。

但一位短熟睡眠者这样描述过他的睡眠体会："我在睡前写的稿子如果没能完成，睡一觉起来之后我可以立刻接着往下写，根本不需要去复习前面的内容，我睡觉休息的这段时间完全不会打乱我的思路。"

这简直是每个人都梦寐以求的"功能"！

从科学角度解释，这是因为，短熟睡眠者在入睡时，能够直接从睡前的脑电波状态平移入深睡眠脑电波，而醒来之后，则又可以从深睡眠脑电波状态直接接回睡前的脑电波。

这就避免了像一般人那样醒后，往往会有一段"头脑一片空白"的体会，需要经过一段时间的"清醒"，才能继续回到之前的正常状态，找回思路。当然，这是需要训练的。

这些睡眠理论让刘斐非常兴奋，这段时间里，睡眠状态的逐渐恢复让他对“清醒的世界”充满热情，可以看出，他极其渴望能够成为一名短熟睡眠者。

刘斐难掩兴奋地追问：“我们真的可以掌控睡眠吗？真的可以彻底改变自己的睡眠模式，就好像机器人更改程序那样？”

我点点头说：“事实上，早在1977年的时候就有人做过这件事情了。

“国外有一个名叫穆拉尼的专家，曾指导4对夫妇进行了一项缩短睡眠时间的实验。在实验过程中，为了确保研究的科学性，穆拉尼要求他们每周要有3天在自己家里进行脑电图监测，然后逐渐减少他们的睡眠时间。

“为了保证他们的健康，穆拉尼的进度放得非常缓慢，大约每两周才减少他们半小时的睡眠时间，直到这些人的睡眠时间减少到大概5小时左右后，然后让他们坚持了1个月。之后在这个基础上，根据实际情况——主要就是这些受试者在白天有没有感到明显的困意——来对睡眠时间进行了一些更为适当的调整。

“6个月之后，参加实验的这8个人中，有两个人每天的睡眠时间变为5.5小时；4人每天睡眠时间变为5小时；而另外两个人每天只需要睡4.5小时就足够了。在此期间，这些受试者的身体和智能方面，经过检查一切正常，没有任何降低的迹象。

“又继续坚持半年之后，穆拉尼不再对这些受试者进行任何试验或监控，放任他们自由选择自己的睡眠时间。一年之后，经过追踪观察发现，这8个人的平均睡眠时间一直保持在6小时，而且一切正常。

“也就是说，穆拉尼只用了半年的时间，就成功地把这些普通睡眠者变为健康的短睡眠者。你说，我们能不能掌控睡眠？”

“太棒了！那我要怎么做才能改变我的睡眠时间？”刘斐看着我兴冲冲地问道。

“有很多方法可以缩短入睡时间，并提高睡眠质量。”我答道，“比如冥想、调节呼吸频率等，这些对精神有安定作用，同时还能放松你的身体，从而达到一个好的睡眠状态。除此之外，电子睡眠器，或者一些特殊的声音，比如雨声、夜曲等，也都有助于睡眠……”

我还没说完，刘斐已经掏出手机开始上网搜寻电子睡眠器，一副跃跃欲试的样子。

我赶紧提醒他：“缩短睡眠时间可不能急于求成，你现在的睡眠状态还没有完全调适过来，贸然强迫自己缩短睡眠时间，只会加重你的疲劳状态——别都还没学会走就想跑！”

刘斐干笑了一声，把手机装回兜里：“我这不先看看吗，也没打算立即开始。刘医生你放心，我一定做个听话的病人，好好‘遵医嘱’，谁不想睡个好觉呢。”

“健康的睡眠应该是一种非常平和的状态，全身放松、心情平静，这就是最好的睡眠状态。能做到这样，白天自然就会精力充沛，做事效率也能提高好多。”我再一次对刘斐强调。

6. 松弛训练，重拾健康睡眠

距离最后一次见刘斐大概是两个多月前，当时女神刘雯请我吃了一顿饭，顺便还带上了她新交的男朋友，请我帮忙把把关。

听刘雯说，刘斐的状态改善了很多，现在整个人都精神了不少，就是最近不知怎么迷上了助眠的东西，比如什么电子助眠器，有助睡眠的磁石枕头，能助眠的音乐等，各式各样从网上淘了一大堆。但不管怎么样，能改掉“懒”病比什么都强。

吃完饭告别的时候，刘雯突然问道：“上次你跟我说的那个患有嗜睡症的 H 小姐，她后来怎么样了？治好了吗？”

我摇了摇头说：“发作性嗜睡症目前来说是没有办法治愈的，一旦患上这种疾病，你只能学会适应它，与它一起‘生活’。比如服用能够振奋精神的药物来减少白天嗜睡的情况，或服用某些对猝倒有疗效的药物来进行控制等。

“但这些精神类药物都很可能会让人产生生理或者心理上的依赖，所以也是需要进行严格控制的。”

大概是想到了弟弟刘斐，刘雯不由得长舒了一口气，感叹道：“谁能想到，睡觉这么简单的一件事，还藏着那么多的学问啊！”

不管怎么说，值得庆幸的是，刘斐并没有患上发作性嗜睡症。

刘斐的睡眠问题很简单，但同时也是现代人普遍会遭遇的一种情况。现在生活压力越来越大，生活节奏也越来越快，精神紧张、焦虑已经成为普通人的一种生活常态，而这恰恰正是引起失眠的最主要原因。

因此，想要获得理想的睡眠，我们首先必须做的，就是让兴奋的大脑安静下来。只有大脑脱离兴奋状态，我们才可能获得安静祥和的睡眠，从而得到全身心的放松。

德国医生舒尔茨发明了一种松弛训练法，能够有效地帮助人们放松精神，重拾睡眠健康。

下面给大家分享一下这套训练法：

首先，我们需要找一个清净的场所，并为自己准备一把舒适的椅子，当然，你也可以仰卧在床上来进行这一训练。

然后，不管是坐还是卧，调整一个最舒适、放松的姿势，让全身的肌肉充分放松，接着闭上眼睛，开始进入以下训练。

第一式：重感式

我们可以按照从头到脚或从脚到头的顺序，想象自己的身体逐渐变得沉重起来，就好像灌了铅一般，似乎连移动都变得很困难。

第二式：温暖式

顺序和刚才的重感式一样，只不过此时要想象的是“发热”。跟随这种意念和想象，你会感觉到身体似乎变得热乎起来，舒服极了。

第三式：心脏调整式

现在，开始感受你的心跳，并默想着心脏的跳动开始变得缓慢、平稳。

第四式：呼吸调整式

呼吸状态能够影响神经功能，因此，通过调整呼吸的节奏和方式，往往能让交感神经和副交感神经的时间达成某种平衡状态。比如，当你吸气快、呼气慢的时候，可能会增高副交感神经兴奋性，降低交感神经的兴奋性，从而达到一种催眠状态。

假如你是以腹式呼吸为主，快而短地进行吸气并鼓起肚子，然后缓慢呼气让肚子瘪下去，那么，在增强副交感神经相对兴奋性的同时，还能提升消化能力，这对于那些营养不良的失眠者大有裨益。

第五式：温肾式

默想腹部变得温暖。

第六式：额部清凉式

和身体其他部位不同，为了让大脑降低兴奋性，变得冷静，我们最后需要默想的是额头的清凉感，这能够帮助我们缓解紧张和焦虑的情绪，从而更快地进入睡眠状态。

初次使用松弛训练法时，很多人都难以取得理想的效果，但只要坚持下去，效果将会越来越显著。许多人在长期坚持使用这一方法放松精神后，常常是刚做完一两式就顺利进入梦乡了。

需要注意的是，这一松弛训练法，最关键的是要以肌肉的松弛来带动精神的松弛。因此，为自己找一个舒适的姿势是非常重要的，一旦姿势摆不好，时间越久只会让我们越发疲惫，以至于越发难以入睡。

除此之外，还有一种与此相类似的“简化精神锻炼法”也有非常不错的效果，许多失眠者通过使用这一方法摆脱了失眠的困扰。

这一锻炼法相对来说要简单一些，早晨醒来可以在床上练一次；中午休息在公司也可以坐在椅子上练一次；晚上睡前再在床上练一次；即便出差或旅行，也可以在车上练习。使用这一精神锻炼法，最好每周能保证练三次以上。

具体方法如下：

练习时，如果是仰卧状态，则两下肢稍分开，上肢贴身放置，手心朝上，四肢放松；如果是坐着的状况，则两腿稍微分开，手放在膝盖上，找寻一个最舒适最放松的坐姿。

姿势摆好之后，尽量保持均匀呼吸，用两分钟左右的时间让自己安静下来，然后正式进入自我训练。

用只有自己能听到的声音对自己下达如下命令：“单侧上肢发沉”“另外一侧上肢发沉”“双侧上肢发沉”，反复念三遍；然后，“单侧下肢发沉”“另外一侧下肢发沉”“双侧下肢发沉”，同样反复念三遍；接着，“肩颈发沉”反复念三遍；最后是“全身放松”反复念三遍。

不管使用哪一种方法都要注意，想要获得良好的效果，你必须真正地相信并且投入这些方法，让你的意识心无旁骛地跟随自己的命令去感受、去想象。

如果你一开始就无法全心投入，总是抱着怀疑的态度，那么不仅不能让精神得到放松，反而会额外增添你的紧张和烦躁感。

睡眠本该是一件轻松的事情，以轻松的心态去面对，才能达到最理想的效果。

Part 3

阳光下的开朗，月光下的阴郁

有些时候，在午夜时分我们会产生一些“无端的情绪”——莫名其妙地感到悲伤或者是快乐，这些情绪严重地影响了我们的睡眠，但我们却无从捉摸。

其实，这都是潜意识在作祟。

所以，当你自以为清空了大脑，放下了羁绊，准备入睡的时候，却被各种莫名其妙的情绪所困扰，无法安眠。此时，你需要仔细考虑一下，在你的潜意识里，到底在困扰什么，担心什么？

1. 邓小飞的话：我没有任何压力，但就是睡不着

睡不着，对于现代人来说并不稀罕，毕竟现在的人，谁心里没点儿事。前阵子，我一个朋友的妈妈宋阿姨就遭遇了一次短暂的失眠，倒是把我折腾得够呛。

宋阿姨的睡眠绝对是让众多人望尘莫及的，60岁的人了，每天依然是一沾枕头就睡着，雷打不动，睡不够8小时怎么都不睁眼。

但就是这样一个在睡眠问题上从来没有困扰的老太太，前阵子突然跟我说失眠了，非缠着我给她弄点促进睡眠的药。

这药怎么能乱吃，我当然不能答应。

再看这老太太，眼下乌青，精神不振，没事还老唉声叹气的。不过，突然睡不着，不用说，这心里头肯定有事了。

结果好说歹说，我凭借着三寸不烂之舌，总算套出了宋阿姨的心里话。

原来前阵子，她家里老头子——也就是宋伯伯，去参加了个同学聚会，听说这聚会上宋伯伯的初恋情人也去了。这个初恋情人以前听宋伯伯提过，几十年前就全家移民去了加拿大，

这次估计也就是回来看看老朋友。

我一听挺乐呵，这年过半百了，还吃初恋情人的醋？

可没法子，实在拗不过宋阿姨，只能让宋伯伯约初恋情人一家子出来吃个饭。我就做宋阿姨的“军师”，给她分析分析，看宋伯伯和初恋情人之间有没有什么暗涌的“情愫”啊，异样的“眉来眼去”啊，什么的。

别说这一顿饭，还真“治”好了宋阿姨的失眠症。

初恋情人带了她家老头子一块儿来的，那老头子是个人高马大的老外，金头发蓝眼睛那种。宋阿姨一看，心情大好——人家的老头子那么精神，怎么也不会再看上自家的老头子了吧？

那一夜，宋阿姨乐呵呵地睡了个好觉。

之后，宋阿姨逢人就开始大力吹捧我，说我治疗这“睡不着”的毛病啊，有一手！结果，就把和她一块跳广场舞的“舞友”罗阿姨给“吹”来了。

罗阿姨带着她的儿子，一个同样“睡不着”的优等生邓小飞来找我。

邓小飞今年刚上高一，是特别有名的“别人家的孩子”榜样，最近考上了重点高中。以前在初中时邓小飞就是优等生，考试成绩总能排在年级前十，还是校篮球队的，钢琴也过了十级，人生履历简直堪称完美。

那天我在家休息，刚吃完晚饭，罗阿姨就带着邓小飞来了。

邓小飞长得白白净净，看上去属于性格很开朗的那种孩子。

招呼他们坐下后，我看着他眼下的乌青块直奔主题："这段时间睡不好觉？"

邓小飞点点头，说："嗯，困，就是睡不着。"

我问："能描述一下你的睡眠情况吗？"

邓小飞回答："就躺在床上老睡不着，有时候就算睡着了也总是做梦，一点儿动静就会惊醒我，早上起来头昏脑涨的。"

我继续问："这种情况大概持续多长时间了？"

邓小飞想了想，说："陆陆续续快一个多月了。"

我在心里盘算了一下，邓小飞升上高一差不多两个多月，大概一个月前，按照那所"变态"高中以往的习惯，估计入学第一个月就会举行一场月考。

为了证实心中的猜测，我接着问他："考月考了？"

邓小飞漫不经心地点点头："嗯，考了，全班第一。题目不难，挺容易的，就是我太粗心，只排了年级第十名。"

虽然邓小飞说得轻描淡写，不过我知道，这所高中的考题是出了名的"变态"。优等生所承受的压力往往要比一般学生大很多，尤其是像邓小飞这样的同学，刚升入高中，不管是学习还是生活等方面必然都会跟以往有很大出入，容易产生压力也是正常的。

初步来看，邓小飞的失眠很有可能是压力所引起的。

我进一步询问道："刚升入高中，各方面都不太习惯吧？有没有哪些方面是感觉比较困难的？"

邓小飞迟疑了片刻，然后摇了摇头，说："没有，都挺好的。”

“是啊是啊，这些方面都没有问题的。”不等我回话，罗阿姨就抢了话头说起来，“我们家小飞可懂事了，他们班主任一直夸他呢，刚开学就让他当了班长，他初中三年也都是当班长的。同学和他的关系也都很好，前几天还有几个新同学来家里玩……”

“进入一个新环境通常都会有一段不适应的时期，这是很正常的。”我赶紧打断罗阿姨的话头，以她的聊天“功力”，继续让她说下去，估计她能把邓小飞昨天晚饭吃了什么、今天早饭吃了什么都说个一清二楚。

我转向邓小飞，接着问道：“毕竟是进入到一个全新的学习环境中，你会感觉到有压力吗？”

这一次邓小飞回答得很果断：“我没有任何压力，反正就是睡不着，不知道为什么。”

罗阿姨又凑了过来，赌咒发誓般地说道：“我们从来不会给小飞任何压力，我和他爸一直都告诉他，不用让自己那么累。我们不像其他那些父母，老要求孩子必须考多少分多少名次，我们从来不要求的，不过，小飞也从来没有让我们操心过。”

“其实，完全没有心理压力的情况是不存在的。即便假定存在这样的情况，那么，没有压力本身其实也是一种压力，那就是我们所说的空虚。”

不管是罗阿姨还是邓小飞，似乎对于“压力”这个字眼都显得有些敏感。我试图让他们明白，压力是每个人都会存在的一种正常心理状态。

不过见他们一脸迷茫的样子，我赶紧简单地解释道："就是说，不管是谁，在什么情况下，做什么事情，都会产生一定的心理压力。只是有的心理压力小，自己通常可以进行排解，不会对我们的正常生活造成什么影响。有的心理压力我们排解不了，就会影响我们的正常生活。"

罗阿姨和邓小飞似懂非懂地点了点头。

我决定暂且结束这场谈话。很多时候，青少年的很多心理问题都是不太愿意和父母沟通，让父母知道的。

在罗阿姨面前，我感觉很难和邓小飞再有更进一步的交流。毕竟，我不知道邓小飞会不会也有不愿意和父母进行交流的"秘密"。

"这样，今天我们先说到这吧。小飞，你明天下午放学后直接到办公室来找我，一个人来行吗？"我把我的办公室地址给了邓小飞。

邓小飞看了妈妈一眼，见她没有反对，才点了点头。

2. 有些压力，后知后觉

很多人对压力都存在一种误解，比如像罗阿姨，她总以为压力都来自外界。

其实，压力的产生，更多还是与个人的欲求水准有关。这也就是为什么将两个人投入到同一压力环境中时，两人所产生的心理压力也会有所不同的缘故。

心理学研究表明，一个人对于成功、失败或者挫折的体验，不仅仅依赖于某一客观标准，更多的是与其内在的欲求水准有关。任何与这一欲求水准相差甚远的活动，都会让个人产生成功或者失败的体验。

比如，有的人考试考到 60 分，就会感觉非常高兴，跟上次 52 分比是巨大的成功；而有的人考试即便考到 98 分，也会为失去了两分而产生挫败感。这就是个人欲求水准的差别。

在第一次和邓小飞谈话的过程中，我注意到他刻意地提起了月考成绩的排名，可见他对于考试成绩是非常重视的。

因此，很显然，邓小飞明显属于前面所说的后者：个人欲求水准太高，往往就容易导致压力的产生。这也是为什么我认为邓小飞的失眠，很可能是由压力所引起的原因。

第二天下午五点半左右，邓小飞就来找我了。他把书包放到桌子上之后就斜靠在沙发上，脸上的表情透出一些疲惫。

跟昨天晚上的正襟危坐相比，没有罗阿姨在场，现在的他显然要放松得多，这样的状态很好。

我给他倒了一杯温水，然后问他：“昨天晚上睡得怎么样？”

邓小飞的精神有些涣散，懒洋洋地回答道：“还是那样，想睡，就是睡不着。”

我点点头，接着问：“我们来谈谈你的新班级和新同学吧，就是感觉怎么样？想到什么就说什么。”

“都还行吧……”邓小飞皱了皱眉。

“到了一个新的环境，总会和从前有些不同吧？接触的人里面，也总会有些留下印象的，你都可以说说看。”我继续鼓励邓小飞。

沉默了片刻后，邓小飞喝了口水，一边思索一边说：“课桌没有以前学校的新，也没那么好用。语文老师讲课不太好，老是东扯西拉的，一篇课文讲两节课。数学老师讲课特别快，一不留神一道题就讲过了。班上有几个同学特别闹腾，一下课就跟疯了似的到处跑……

“吴伟——我的同桌，数学课代表，听说他已经把高中数学都自学了大半，挺厉害的。还有陈冉冉——也是我的同学，听说她爸妈老早就给她请了家教开始学物理、化学了，我们还没开课呢……”

我注意到，在邓小飞断断续续地讲述新班级和新同学的情况时，除了一些客观因素，比如课桌样式等，他提到最多的，都是关于同学的学习状况，尤其是那些在某方面有突出表现的同学，他描述得最为详细。

可见，这些就是他平时在学习生活中最容易注意到，甚至是刻意在搜集的信息。

“听上去你的这些同学都很优秀啊！”我笑着问邓小飞。

他点点头，脸上的表情却有些不以为然：“毕竟能进这所高中的，除了那些走后门的以外，其他人都是有真本事的。”

我接着问：“那你觉得这些有真本事的同学，会对你构成某些威胁吗？”

邓小飞笑了笑，然后说：“他们提前学了那么多，还不是没我考得好？我也不是那么在乎名次，随便学学而已。你又要说我有压力了是不是？都说了，我真没觉得有什么压力。”

说实在的，我真不知道邓小飞到底是真的没有意识到自己有压力，还是不愿意承认自己有压力，但不管是出于哪种原因，很显然，他对“压力”依然有着严重的误解。

我只能进一步跟他解释：“通常来说，心理压力主要是源于环境要求与自身应对能力之间的不平衡。无论任何人，刚踏入一个陌生的环境，都会产生一种不适应感，需要一段时期来调节环境，要求与自身应对能力之间的平衡。”

“你的意思是，每个人换新环境都会产生压力？”邓小飞似懂非懂地看着我。

我点点头。

邓小飞接着问道："那怎么班上其他人都能睡着，就我睡不着？"

我对他分析道："每个人对自己的期许值不同，因此在同一个环境中，所产生的压力大小也不相同。有的人压力很小，靠自己就能排解出去，通常来说不会对自身造成任何影响；但当压力比较大，自己无法进行排解的时候，通常会产生一定的影响——失眠就是其中非常典型的一个表现。

"现代医学已经证明，心理压力会对人体免疫系统产生削弱作用。因此，如果长期处于较大压力下，肌体就会容易患病。"

听到这里，邓小飞的表情变得有些凝重，迟疑了一会儿才问道："那……我自己都不觉得我有压力，你怎么能确定我是因为压力才失眠的呢？"

"现在还不能百分之百确定。"我笑了笑，"导致失眠的原因很多，主要有疾病、心情、环境和药物等，你在高中入学时才做过体检，患病可能性不大。

"至于睡眠环境，听说罗阿姨为了让你睡得好，做了不少能促进你睡眠的工作，从床铺到灯光，事无巨细都改进过，所以这个可能性也不大；至于药物，你有使用某些药物的习惯吗？也不一定是药物，某些能提神的物品也算，比如浓茶、咖啡、清凉油等。"

邓小飞摇摇头，接着问道："如果说是因为压力才让我失眠，那我自己怎么感觉不到？”

我看着邓小飞问：“听说过潜意识吗？”

“听说过，就是那个弗洛伊德提出的什么……反正就是你脑子里的，但是你意识不到的东西……”邓小飞一边回忆一边说。

“从心理学上说，潜意识指的是‘人们已经发生但并未到达意识状态的心理活动过程’。”我解释道，“也就是说，人的心理活动除了我们能认知到的东西以外，还有一些是我们所察觉不到的。

“但这部分察觉不到的意识，同样会对我们造成一些影响。比如，我们如何看待别人以及自己，如何认知日常生活中日常活动的意义，在关乎生死之际的快速判断和决定能力，以及本能体验中所采取的行动等，这些都是由潜意识决定的。很多时候，我们意识不到的某些信息，其实潜意识已经接收了。”

“你的意思是说，我的心理压力可能是潜意识产生的压力，所以我自己意识不到，但它已经影响了我的生活？”邓小飞一副恍然大悟的样子，但随即脸上又浮现出一丝疑惑。

确实，对他来说，潜意识实在太缥缈了，他自己都意识不到的东西，又怎么能让他立刻信服呢？

我继续问邓小飞：“你睡着的时候，会有一些不寻常的表现吗？比如磨牙、梦游什么的。”

邓小飞想了想，说：“梦游应该没有吧，没听我妈说过。不过她好像提过我晚上睡觉老磨牙，说怕是我跟乐乐一块长牙——

对了，乐乐是我家的狗，一条拉布拉多，可帅气了！”

我笑笑说：“你可不是长牙，磨牙其实也是潜意识压力的一种体现。

“从精神分析的角度来说，磨牙是一种受挫和焦虑的心理表现，尤其是当你处于生气、愤怒、焦虑或者悲观等不良情绪时最容易产生。而如果你人为地逃避自己的心理压力，那么，在睡眠中就很容易会出现磨牙的情况。”

邓小飞对这个事情似乎很有兴趣，凑近了我一些，好奇地问：“为什么啊？难道不是因为像乐乐那样长牙痒痒，所以要磨一磨止痒吗？我也听过我爸磨牙，他是不是也在逃避什么心理压力？”

我说：“成年人偶尔磨牙对健康的影响并不大，只要调整一下自己的心态，注意休息就没问题了。但如果是长期磨牙，就有可能导致心理或者生理上的一些障碍，你可以让你妈也注意一下你爸的情况。

“口腔是人体兴奋的源点，你看很多婴儿喜欢吸吮手指，喜欢把很多没见过的东西往嘴里塞，这就是因为他们试图用口腔来认知这个世界。

“而且口腔也能体现紧张、悲观等情绪，当人们感觉压力大的时候，往往会通过一些方法来进行排解，比如运动或者转移注意力等。而有的人为了排解压力，就会产生磨牙等情况。”

邓小飞似懂非懂地点了点头。我看了看时间，也差不多该让他回家了。

临走前，我交给邓小飞一个任务，要他记录下自己的梦境，并好好想想，哪些事情会让他感到焦虑。

想要排解压力，我们首先必须直面它。

3. 潜意识与梦

潜意识，从心理学上的定义来说，指的是：人们已经发生，但并未达到意识状态的心理活动过程。它就好像是潜藏在我们心底的一个启动程序，平时无法被检测到，但却一直影响着我们的方方面面。

比如，当我们遇到某些事情时所采取的行动，甚至生死关头所进行的快速判断和决定能力等，都受到潜意识的影响。

这就是为什么在面对突发事情时，我们往往会做出连自己都意想不到的选择和行动。其实，这些选择和行动早已存在你的潜意识中，只是你自己还没意识到罢了。

就像邓小飞，或许他意识不到自己存在的压力，但他所做的事情以及所受到的一些影响却表明，他的潜意识中已经堆积了很多的压力。

比如他的谈话内容中，反复提到过与“成绩”“名次”等有关的词语，这说明在他的潜意识里是非常在乎这些东西的。

此外，在谈起他的同学时，他谈论更多的不是同学的兴趣爱好、性格特点等，而是学习情况。可见，他潜意识的关注点其实都在这些方面。

而且，大多数存在睡眠障碍的人，压力大是主要原因。这也是为什么我经过初步判定认为，邓小飞的失眠很可能是由潜意识中所存在的压力引起的。

很多人可能会问：既然潜意识是一种我们自己都意识不到的心理活动过程，那要怎么去探究？其实，我们手中一直都握着通往潜意识大门的“钥匙”，那就是梦境。

梦境很多时候是荒诞离奇的，似乎找不到任何因果规律，以至于在人类长久的历史发展进程中，许多人都以为，梦境是超自然力量作用的结果。

但事实上，从心理学上说，梦的产生和你的情绪、情感、性格等心理特点有着非常重要的联系，同时和你的记忆也息息相关。

可以说，梦是一种潜意识的映射，看上去天马行空的梦境并非是无迹可寻的。

近二三十年来的研究表明，事实上梦境就是一种潜意识的反应。甚至，不同年龄和性别的人，他们的梦境也存在着明显的规律性，比如：

通常 3~4 岁的幼儿，梦境中出现动物的频率要比大人多很多，且梦境内容大多是关于游戏、玩耍的。在这个阶段，男孩和女孩的梦境尚未出现什么明显区别。

5~6 岁时，男孩和女孩的梦境内容开始出现一些差异。女孩梦境中开始出现较多熟悉的人物，出现动物形象的频率减少，梦境的气氛大多时候是较为愉快的。而男孩则不同，他们常会梦到陌生人和猛兽，气氛通常并不愉快。

7~8 岁的时候，女孩梦境中与女童玩耍的情形会增多，并可能开始出现成年男子的形象，这表明女孩开始对异性产生兴趣。而男孩的梦境也出现了转变，猛兽的形象逐渐减少，与熟悉的人玩耍的情景增多。

9~12 岁时，学校中的种种情形会成为孩子梦境的主要内容，通常好梦会多于噩梦。其中，女孩的梦中更可能出现成年男子，男孩的梦则更可能是关于体育运动的内容。

13~15 岁时的青少年，其梦境与成年人的梦境几乎没有什么差异。在这一阶段，梦中的人物和情节都开始出现奇异的变形，梦境也变得越发天马行空，荒诞不经。而且，梦境气氛往往不会特别愉快，这一点在男性少年的梦境中体现得尤为明显。

可见，梦境并非是毫无根据、毫无缘由的，潜意识就是梦的本源。

很多人可能都有过类似这样的经历：当心情不太好的时候，睡一觉往往会让人轻松很多。这是因为，梦境具备一定的释放压抑、消极情感的作用。

当我们在清醒时产生了某些消极情绪之后，潜意识会受到一定影响，并“记忆”下这些来自情绪的感觉。进入睡眠后，意识开始休眠，潜意识成为大脑的“主导者”，这个时候，这些被储存的“记忆”就会通过梦境的形式来进行“宣泄”。

因此，很多时候，睡一觉不仅能够缓解身体和大脑的疲劳，有时还能让我们的情绪状态变得更好。

此外，很多时候，我们内心深处存在的某些想法和感受，可能会与某些社会道德规范及行为标准相抵触，或者与我们的理性认知相悖。在这种情况下，我们的意识通常会对这些内容进行“清理”和“筛选”。

它们很可能不会出现在我们的意识区域，但这些内容也不会凭空消失，它们很可能被储存在潜意识区域，并通过一些扭曲、转移，而成为象征性的形式呈现在我们的梦境之中。

在这里，我总结了几种较为典型的梦境给大家参考，如果你有过这几种梦，那么一定要注意给自己减压了。

*** 梦见自己在不恰当的时候裸露身体**

梦里的裸露未必一定就是负面的意思，但如果你梦到自己在不恰当的时候裸露身体，并因此而感到难堪和羞愧，那就很可能存在问题了。

这说明，你心里可能藏着某些不愿被人发现的弱点或秘密，并可能为此感到羞愧和焦虑。

*** 梦见考场交白卷**

除了学生外，很多已经步入职场多年的人也常常会做这样的梦。

在我们十多年的上学生涯中，考试对我们来说就像是一次次挑战，一次考试的分数就可能让我们的学习生涯面临巨大的变动。

因此，常常梦见在考场交白卷，说明工作中的竞争压力非常大，让我们感到有些力不从心。

*** 梦见鬼神或者凶杀等可怕的场景**

通常来说，一个人压力越大，梦境也就会越夸张。

当你频繁梦到关于凶杀、抢劫，甚至鬼神异象等令人感到恐怖的梦境时，说明你的压力已经到达临界点，随时可能击溃你。

4. 无处不在的“压力源”

再见到邓小飞是将近半个月后。

这期间他的班级又进行了一次考试，听说这一次邓小飞排在了班级第五名。对于很多人来说，这算是挺不错的成绩，但对于“学霸”邓小飞来说，大约挫败感十足吧。

这一次是罗阿姨陪邓小飞一起来的，进办公室时我还听到罗阿姨笑眯眯地对邓小飞说：“不要紧的，都是因为最近睡不好，精力不够。没事没事，我儿子这么聪明，下次肯定能行……”

邓小飞则面无表情地跟在罗阿姨身边，不知在想些什么，眼下的乌青块有些明显，精神比我之前见他时差了很多。

罗阿姨刚出办公室，邓小飞就看着我苦笑道：“刘医生，我觉得您说对了，我可能是压力太大了……以前没怎么觉得，这次考试之前睡不着的情况更严重了，成绩一出来，我差点儿满脸是泪啊，以前真没想过原来我还挺在意名次的……”

“全班第五名，名次不挺好的么？你们班还是实验班，不错了。”我由衷地对邓小飞说道。

邓小飞却叹了口气：“平时班级排名，我可从来没下过前三名啊……”

“对自己要求严格是好事，但凡事都要有个度，过高的要求会让自己喘不过气来的。”

我一边安慰邓小飞，一边拿出他的记录本问道：“能记得最近几天做了什么样的梦吗？”

邓小飞一边想，一边回答道：“反正就是乱七八糟、天马行空的呗——被僵尸追啊……还有会喷火的恐龙什么的，还掉下了悬崖之类的……”

我点点头，一边记录一边说：“被僵尸追赶，出现充满攻击性的恐龙，掉落悬崖，这些梦境都传达出一个共同信息——危险。梦境反映出的，是你这段时期的情绪处于‘危险’之中，意味着你情绪上非常紧张、焦虑、害怕。而你的梦越是荒诞离奇，就说明你所承受的压力越大。

“你得学会给自己减压，让自己轻松一点，否则，总有一天会自己把自己给压垮的。”

“如果……梦见自己……就比如在很多人面前没有穿衣服……那是什么意思啊？”邓小飞吞吞吐吐地问道。

“在很多人面前没有穿衣服？大概什么时候梦见的？在梦里的情绪怎么样？”我追问道。

邓小飞有些不好意思地说：“就这两天，考完试以后吧。梦见两回了……在大庭广众下裸露着身体，肯定觉得特尴尬啊！”

“通常来说，这意味着有某件事情让你感到很羞愧，很想遮掩。”我一边说着，一边在本子上记录下这一情况。

邓小飞若有所思地点了点头，说道：“虽然不想承认，但确实感觉挺羞愧的……就好像我让所有人都失望了……”

“成绩真的有你想的那么重要吗？”我认真地看着邓小飞问道，“谁对你失望了？是你的父母？老师？同学？还是那些邻居？”

邓小飞张了张嘴，没说话。

我接着问道：“你认为自己是天才吗？”

邓小飞摇摇头：“还差得远呢。”

“是的，确实差得远。”我点点头说道，“《蒙娜丽莎》的作者达·芬奇，据说他的智商高达230，除了是著名的画家之外，他还是著名的雕刻家、建筑师、数学家、音乐家、工程师、发明家、解剖学家、植物学家、作家、地质学家等；史蒂芬·霍金，他的智商被认为大概有160，靠着非凡的大脑去‘解读’宇宙……这些事情，你做得到吗？”

邓小飞沉默了，脸上的表情有些挫败。

我继续说道：“小飞，你很聪明，这点是毋庸置疑的。但你也必须接受一点，那就是你并不是完美的，并不是理所当然的‘第一’。比你聪明的大有人在，你也不需要非得用成绩、排名、分数来定义自己的价值。

“之前我就说过，对自己要求严格是好事，这能让你进步，让你成为更好的人。但如果对自己要求过高，这只会成为沉重的负担，反而会阻碍你继续进步。

“人只有接受了自己的不完美，接受了自己的弱点，才能变得更优秀，更强大。”

言尽于此。我所能做的，只是把这些道理告诉邓小飞，至于他自己内心的压力，也只能靠他自己去化解了。

当然，我也给邓小飞提了一些保证良好睡眠的建议，并要求他严格按照我所说的执行至少一个月，然后再检视效果。

和邓小飞谈完之后，我特意和罗阿姨进行了一番谈话。事实上，我认为罗阿姨正是邓小飞最大的“压力源”。

以前人们老是这样认为：棍棒底下出成绩。但随着现代人观念的转变，加上很多亲子教育观点的更新，很多家长都开始以鼓励代替批评来引导、教育孩子，罗阿姨家就一直奉行这一教育方针。

事实上，鼓励确实比批评更容易让人接受，也更能帮助孩子树立信心。但需要注意的是，很多时候，鼓励和肯定如果超过某种程度，将会成为一种巨大的压力。

比如罗阿姨，她确实并没有要求邓小飞必须考多少分数，取得什么名次，但她却一直都在强调邓小飞有多么优秀，有多么聪明，等等。

这种鼓励的方式让邓小飞认为，自己应该这么聪明、这么优秀，这是理所当然的。如果做不到，似乎就是一种错误，愧对了母亲的期望，甚至愧对了自己的“聪明才智”。

正因为心底存在这样一种认知，邓小飞才会在成绩退步之后，除了感到焦虑和挫败之外，还产生了一丝羞愧。

为了让邓小飞能尽快调适自己的情绪和内心的压力，我告诉罗阿姨，在这一个月之内，尽可能不要给予邓小飞任何鼓励性的话语，尤其是在学习方面。

罗阿姨虽然心存疑虑，但还是答应了我的要求。

每个人都想得到别人的认可，但有时，过多的希冀和信任也会成为一种负担。压力促使人进步，但过多的压力终会将人压垮。想要排解压力，我们就必须找到生活中的“压力源”，正确地面对并进行处理。

5. 治疗失眠，先接受它

此前，为了帮助邓小飞尽可能摆脱失眠的困扰，我给他提了一些建议。

这些建议对保证良好睡眠有着重要作用，也同样适用于每一位被失眠问题所困扰的人，在这里和大家分享一下：

*** 尽可能保持稳定的起床时间。**

可以先选定自己的起床时间，并严格按照这一时间起床。至于晚上，感到有需要时睡觉即可。一段时间之后，相信你会调整出最合适的睡眠时间。

*** 尽可能保持身体接受光线和黑暗的时间规律。**

白天尽量多晒晒太阳，晚上睡觉尽可能保持黑暗环境。如果晚上有起夜习惯，留一盏光线较弱的小夜灯即可。

*** 白天即便十分疲惫，也绝对不要小睡，可以尝试做一些伸展运动来进行放松。**

*** 避免使用任何药物或酒精来帮助自己入睡。**

*** 如果夜间睡不着，不要躺在床上，而是离开卧室，到其他光线同样较弱的房间进行一些温和的放松，有睡意时再返回**

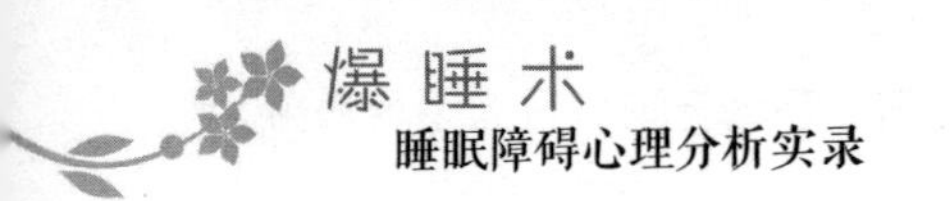

卧室。

*** 睡前将闹钟设定到起床时间之后，即便再睡不着，也不要看表。**

藏好你的闹钟，这是所有失眠者应遵循的最基本要求，时间的流逝，只会让你因无法入睡而愈发紧张和焦虑。

*** 除了必要的医疗处方药物之外，白天尽可能避免摄入过多的刺激性食物。**

*** 让卧室成为专门用于睡眠或正常性生活的场所，避免在卧室中进行工作或娱乐，尽可能让大脑形成条件反射，将睡眠与卧室关联起来。**

*** 保证睡眠环境安静、黑暗、温度适宜并且通风良好。**

*** 每天，尤其是夜晚，都拿出一段时间来让自己放松和休闲，不去想任何与工作、学习等有关的事情。**

值得注意的是，在第一个星期，这些建议并没有对邓小飞起到任何作用，反而让他的失眠问题变得更加严重了。因为他一直牢牢记着我给出的每一条建议，并发挥了他的“学霸精神”，严肃而坚决地贯彻实施了一切“条款”。

结果就是，原本应该让身心得到放松的睡眠反而成了他的一项“任务”，让他变得更加焦虑和紧张了。

我们知道，失眠不论对于身体还是精神来说，都是个大问题，长期的失眠不仅会击溃我们的精神，还会拖垮我们的身体。

但讽刺的是，很多存在失眠问题的人，在认识到睡眠健康的重要性之后，却因为不计代价地追求每个夜晚正常甚至完美的睡眠，反倒让自己的情绪变得更加焦虑和紧张，从而导致失眠问题不断恶化。

邓小飞出现的问题正是如此。

在这里，我想对每一个存在睡眠障碍的人说：当你遭遇失眠问题时，请不要想着去“治疗”它，而是需要学会去“接受”它，并想办法将它所造成的影响降到最低。

要知道，除了病理上的问题之外，绝大多数的失眠问题都与焦虑有关。你需要明白睡眠健康对于自己的重要性，只有这样，你才能直面你的睡眠障碍，并想办法克服它。

但与此同时，你也不能过度在意它，只有当你能心平气和地接受这个问题时，你才不会因为它的存在而更加焦虑，从而陷入情绪与失眠相互影响的恶性循环。

我曾经与多名患者有过沟通，对于睡眠障碍问题，我发现很多失眠者都存在同一个问题：他们总是倾向于低估自己的睡眠时间。

事实上，我们的睡眠时间会随着年龄的增长而变得越来越少，这是一种非常正常的生理现象。而且，失眠本身就是一个长期存在的问题，你不可能指望通过短暂治疗之后，立刻就能拥有健康正常甚至完美的睡眠。

更重要的是，睡眠时间并不是衡量睡眠质量的必要指标。

很多人都认为，人每天的睡眠时间都应该达到 8 小时，这才是正常的。事实并非如此，需要多少睡眠，这个问题并没有定论，我们应该听从身体的需求。

那么，我们如何才能确定自己是否存在失眠问题呢？这其实很简单，我们可以从以下三种特征来看：

1. 夜里总是睡不着，并且这种情况每周至少会持续出现三次左右，而这种现象至少持续了一个月；

2. 自身感觉睡眠数量和质量都不高，但需要注意的是，如果睡眠数量较少，但主观上并未感到睡眠不足，那么，你很可能属于“短睡眠型”人群，而非失眠；

3. 由于夜间睡眠不足，致使日间出现注意力难以集中、记忆力衰退、工作效率低下以及情绪波动大等现象。

如果你并未出现这三种特征，那么恭喜你，即便你的睡眠时间少于 8 个小时，你的睡眠质量也不会存在任何问题。毕竟影响睡眠的因素非常多，偶尔的夜晚难眠或早醒都是正常的，只要你的身体没有发出“睡眠不足”的信号，就并不存在失眠问题。

值得庆幸的是，邓小飞在进行了一个月的尝试后，他的睡眠障碍问题明显得到了改善。

虽然他依旧存在焦虑问题，比如考试之前仍然会出现失眠的状况，但相比此前，已经取得了巨大的进步，学习、生活也逐渐步入正轨。

6. 调节睡眠的良方

处于青春期的孩子，在情绪上通常都是敏感而脆弱的。

青春期是一个非常特殊的时期，处于这一时期的孩子需要面对众多生理和心理上的变化，这常常令他们感到迷茫和不知所措。除了情感脆弱之外，学业压力也常常会令处于青春期的孩子感到无所适从。

这些因素，致使失眠症逐渐成为青少年人群中的一种“流行病”：

“孩子睡不着怎么办？”

“如何才能帮他们减压？”

“面对考前焦虑，要如何排解？”

不少家长都向我咨询过这些类似的问题。

鉴于青春期孩子在生理和心理方面的特殊性，想要彻底根除他们心中的迷茫、焦虑等负面情绪几乎是不可能的。在这个时期，他们需要认识世界，建立自己的世界观和价值观，因此所思所想自然会较为繁重，情绪的起伏也会有较大波动。

考虑到这些因素，我将和大家分享一些非药物的古老方法，来帮助青春期的孩子舒缓压力，促进睡眠。

*** 瑜伽**

瑜伽是一种来自印度的古老静修法，主要是通过各种不同的姿势、沉思以及呼吸方式来达成身体能量的一种平衡状态。

瑜伽适合于任何人、任何年龄和健康状况。在西方，这一古老的健身运动一直广为流行，被人们当作增强体质、舒缓压力的良方。

将瑜伽作为一项睡前运动是非常好的选择，瑜伽和其他运动——如跑步最大的区别就在于，它能够通过不同的姿势，让我们的身体得到充分的拉伸和放松。

此外，瑜伽舒缓的节奏和音乐旋律对我们的情绪也有着显著的安抚作用，能够让我们的心情变得更加平和，从而帮助我们更顺利地进入睡眠状态。

典型的瑜伽练习通常由以下几个步骤组成：先是热身，然后通过一些不同的姿势来分别舒展身体的各个部位，接着是以呼吸为关键的放松过程。

在整个过程中，最有效的放松姿势是Shavasana，也称为“寿终正寝式”，这一式通常都会放在瑜伽练习的开始和结束。

“寿终正寝式”的具体做法是：仰面平躺，两臂平放于身侧，掌心向上，双腿分开约50厘米，闭上眼睛深呼吸。然后左右摇头，要让双耳交替接触到地面。接着把头放正，再次深呼吸5分钟，直至感觉到身体完全放松为止。

*** 太极**

中国的太极被称为“动态的默想”。

太极的动作和节奏对增强我们身体的平衡杆和肌肉的柔韧度都有着显著作用。它结合了身心训练，在缓解肌肉疲劳的同时也能促进心神宁静。因此，练习太极对睡眠有着非常明显的促进作用。

虽然太极拳是武术的一种，但它的要旨并非力量，而是身体和精神的放松。练习太极拳对装备，以及对练习者的年龄、体质、性别没有任何要求。在太极拳中，有一些拳法非常适合在晚上练习，以帮助身体得到放松。

有一种非常快捷而简便的练习方法，你可以尝试一下：

站立，两脚分开与肩同宽，左手放至左肩，右手放至右肩；肘部以环形方式进行转动，首先向前转停 30 秒，然后向后转停 30 秒；双臂平举，与地板平行，两手向前，先缓慢抬起右臂，尽可能向上举，同时左臂下垂，保持 10 秒。然后两臂交替，做反方向动作，同样保持 10 秒。所有过程重复两次。

这一练习最好在睡前 1 小时左右进行，那样效果最佳。

*** 调节呼吸法**

调节呼吸法有很多种，其中以腹式呼吸法为主。它不仅能通过调节呼吸增进记忆、缓解紧张情绪，还可以实现养生的目的，如通经络、调气血，达到改善睡眠质量的效果。

调节呼吸法强调以呼吸锻炼为主，主要通过调和身体中的“气”来完成，如腹式呼吸法讲究“气沉丹田，万念归一”。进行操作时，要求先做深呼吸，然后自然地扩张、收缩胸腔，自然地呼气，保持均匀的节拍和速度，如此反复多次，全身会感到轻松舒适。

另外，在练习呼吸时，想象也很重要，最好在大脑中想象着这样的情景：你正在将心中的紧张、烦躁等不利于睡眠的情绪，慢慢地从身体中排出来，直至进入深度睡眠。

*** 指压按摩**

指压按摩对治疗失眠也有显著作用。

指压按摩的原理和针灸一样，主要是通过拇指或中指、食指来按压身体的穴位，从而让身体内的“气”达到平衡。

下面我介绍一种简单但能够促进睡眠的指压按摩方式：

首先，从头部开始，用中指或食指的指尖部位按摩头顶正上方 30 秒。

然后，用食指指尖部位，以环状方式按摩眉梢部位 30 秒，再用拇指以从上到下、从内至外的顺序擦拭眼窝部位。

接着，两手相互摩擦，至掌心发热后，将手掌覆于双眼上，感受来自掌心的热度，停留 45 秒，之后将手腕轻轻覆在眼睑上，停留 30 秒。

两手掌心向上，左手放在右手上，找出神门穴（位于手腕褶皱中，和小指在同一条线上），用拇指指尖按 1 分钟（用按下即松开的方式）。左右手交换，重复一次以上步骤。

最后，找到腱间穴（位于左前臂内侧，左手腕上方 5 厘米处），拇指用力，以环状方式按摩 1 分钟。左右手交换，重复一次以上步骤。

Part 4

孩子，对于睡眠你还知之甚少

对于睡眠的无知，其实是对生命本质的懵懂。

年轻人不懂得动静相宜、张弛有度的道理，仗着精力旺盛与自然规律斗争，终会自食恶果。

1. 李琪的话：我不困，干吗要睡觉？

我见过很多自称“不睡觉也不困”的人，但李琪是最夸张的一个。

他今年16岁，正是精力充沛、招人烦的年龄——这话不是我说的，是他父母说的。

李琪每天不过晚上12点不睡觉，不是坐在客厅看电视，就是躲在书房打游戏。父母一开始还管着他，到了10点钟就强制性地关电视、关电脑，然后把他撵到床上去。

结果后来发现，即便是撵到床上，他也不睡，拿着手机一玩就是半夜。如果手机被没收了，他就躺在床上干瞪眼，辗转反侧，还时不时穿着拖鞋踢踏踢踏地到客厅溜达一圈。

眼见实在管不了，父母只好一面放宽政策，一面寻求办法。

这不，李琪父母带着儿子找到了我。

我问李琪：“你晚上睡不着啊？”

李琪说：“不是睡不着，是根本就不困。”

我问：“那你什么时候会感觉到困呢？”

李琪想了想，说：“一般过了半夜一点钟才感觉到困，才会有睡意。”

我说：“你这样很不好，该睡的时候不睡，容易导致一系列生理和心理上的问题……”

还没等我把话说全了，李琪就抢话道：“你知道吗，我们学校高三的那帮人，每天晚上都学到一两点钟。我现在‘练习’晚睡，就是厉兵秣马为以后做打算。你说我要是天天早睡，到了高三肯定熬不住，到时候不影响学习吗？爸、妈，你们说我说的有道理吗？”

李琪的爸妈估计是没想到儿子居然会如此高瞻远瞩、用心良苦，马上流露出一些赞赏的表情。妈妈还怜爱地说：“我就是怕你搞坏了身体嘛，这样时间长了对身体不好呀。”

说实话，我对于李琪的这套说辞持怀疑态度。暂且不说他是不是真的在为高三阶段的学习做准备，单论“高三一定要熬夜学习”这个观念，我就觉得有问题。

当然，我上高三的时候也这么干过，我想百分之八九十的学生都曾有过夜读的经历，多年以后回过头来想想：我为什么要牺牲休息时间来学习呢？

这样做，学习效果真的好吗？

我觉得答案是否定的，最起码对于我而言是否定的。

回想当年，我之所以夜读，不是因为夜读的效果有多好，我这个人属于那种脑子一懵就啥事儿也干不成的那类人，半夜里昏昏沉沉地看着那些清醒时候都觉得枯燥乏味的知识点，学习效果可以说非常差。

那我为什么还要夜读?

原因很简单，就是有百分之八九十的同学都在加班加点地学习，我不想做那个异类分子——具体来说，就是不愿意在那种紧张的、奋进的氛围中，让别人觉得我是个漫不经心、不思进取的人。

所以，当我夜读的时候，更多的是在摆姿态、做样子、迎合主流。现在想来，着实没什么必要。

于是，我对李琪说：“你还没到高三，还不确定熬夜读书对于你来讲是不是有好处，所以，现在练习熬夜早了点吧？”

李琪说：“怎么会没好处，高三的人都是那样做的。要是没好处，他们干吗那么折磨自己？”

我说：“假设现在有两种方法，一种是你可以通过高效的方法，在不牺牲睡眠时间的前提下就能完成学业；另一种是不讲方法，就通过单纯地去增加学习时间，你会选哪一种？”

我话音刚落，还没等李琪说话，李琪的妈妈就开腔了：“话可不能这么说！高三学习可是一辈子的大事，就算是有什么高效的学习方法，那也得加倍努力才能考上更好的学校——努力是真理，无论什么时候都是不会错的。”

之前还为孩子熬夜而忧心忡忡的家长，现在居然就开始为熬夜而辩护。由此可见，高考对于大家而言是多么重要，甚至可以让父母忽略对孩子身体健康的担忧。

我现在不仅要想办法说服李琪，同时还要说服他的母亲。

于是我对她说：“效率高、又肯花时间自然是好的，可是人并不是机器，不能在连续工作的同时还能保持相对的高效。您想过没有，如果因为牺牲了睡眠时间而导致精神不振，从而影响了学习效率，是不是适得其反了呢？”

李琪的妈妈沉默了一下，说道：“对对对，刘医生说得对。”然后又转头对儿子说，“你可千万不能因为睡不好觉耽误了学习啊！”

李琪倒是乐观得很，说：“才不会呢，我熬夜的时候根本不困，干什么都特有精神，怎么会影响学习效率呢？”

话说到这里，我觉得如果没有一些特别有说服力的证据，恐怕改变不了李琪的观念。

于是，我从书架上拿出一本弗洛伊德的著作《少女杜拉的故事》，对李琪说：“既然你觉得熬夜不会影响你的学习效率，那么咱们来做个测验。这本书内容不是太多，我给你一个星期时间去读它——记住，白天不要读，每天晚上11点过后再读。一个星期以后，咱们再来探讨一下这本书到底讲了个什么故事，到时候也看看你到底能读进去多少。”

李琪看了看书皮，说：“这个人我知道，是个心理学家，这种心理学的书我怕看不懂。”

我说：“没关系，这本书只讲述了一个案例，那些专业的分析你不用管，你只要搞明白案例的来龙去脉就好了。”

李琪说：“那我就当故事书看了呀！”

我点了点头，说道：“对，你就当成是看故事。今天咱们就聊到这里，下周咱们再接着聊。”

送走李琪一家后，我的思绪还停留在刚才聊的话题里。

现在很多媒体一提到高考，都会配一张“一个学生埋头在一人高的考题卷中间”之类的图片。

从心理学上讲，这是一种迎合观众刻板印象的宣传行为，而这种迎合行为，到最后又变成了推动这种行为的因素之一。所以，熬夜学习成了一种常态，学生失眠也因此变得非常普遍。

其实，不只有高考压力的中国学生面临着失眠的问题，外国学生同样也会“睡不着”。

一项研究表明，在美国大约有四分之一的青少年表现出不同程度的入睡困难、再入睡困难及早醒等睡眠障碍，更有一半的大学生存在睡眠质量问题。

由此可见，学生睡不着这个问题很普遍，也很严重，但我之前从来没有针对学生进行过睡眠干预的经验，这一次，我能不能帮助李琪改变晚睡的习惯呢？

这对于我而言是个挑战，不过也激发了我对此事的热情。

2. 一看书就困，咋办？

人在青春期的时候，会经历一段激素剧烈变化的时期，他们必须要通过某些调整来适应这种变化。这个时期的青少年心事重重，有强烈的独立欲望，性冲动也比较强烈。

这些原因都可能造成失眠。

因为没有社会义务，青少年上床睡觉和起床的时间普遍较晚，因此，他们在周末往往很晚才起床，从而进一步加剧了他们睡眠不规律的状况。

那么，李琪失眠的最主要原因又是什么呢？这是我首先要搞明白的问题。

一个星期的时间很快，周六那天，我来到了李琪家。

李琪的父母很热情地招待了我，而李琪则看起来有些失落。我问他：“怎么样，书看完了没？”

李琪摇了摇头，说道：“晚上看书头疼，特别困。”

李琪妈妈对我说：“他啊，玩游戏玩一晚上也精神着呢，看书 10 分钟就睡着。不过也好，他这几天最起码睡得挺早。不过，你说这要是上了高三，一看书就困，这样还能搞好学习吗？”

我对李琪妈妈说：“学习也不见得非得晚上学，利用白天清醒的时候，全身心地投入进去，比晚上糊里糊涂的学习效果要好得多。”

李琪妈妈虽然点了点头，但嘴里却说：“就怕别人白天学晚上也学，你就白天学，到头来就落下不少功课。”

我对于李琪妈妈的这种学习理论有点不理解，于是说：“晚上好好睡觉，白天就会精力充沛，那才是实打实的学习时间。晚上不睡觉，白天迷迷糊糊，学习效果肯定好不了。”

这个道理，其实我已经说过无数次，就是希望李琪妈妈不要执迷于延长学习时间这件事情，这对于改善李琪的睡眠状况非常不利。

这一次，李琪妈妈好像被我说服了一些，没有提出反对意见。我转而对李琪说：“你看，晚上不睡觉，或者是处于深夜困顿期的时候，是会影响学习效率的，对吧？”

李琪点点头，说：“嗯。可是有件事情我搞不明白，如果我晚上打游戏，多久都不会困，可要是看书马上就会困，这是为什么呢？”

还没等我说话，李琪的爸爸就先开口打趣道：“因为读书是梦开始的地方。”这话逗得在场的人都哈哈大笑起来。

笑过之后，气氛变得轻松了不少，我也趁着这段时间在心里组织了一下语言，说：“从心理学的角度来看，当外部的信息转化率偏低的时候，人就会逐渐进入放空状态，就容易困。”

我话说完，大家都有些沉默。过了几秒钟，李琪妈妈问：“你说的这都是啥意思？”

我意识到这段话对于他们而言有些不太容易懂，便解释道：“有很多人认为，一读书就犯困，是因为对读书没兴趣。但事实上，读书犯困最根本的原因是，你在读书的时候，不能很好地把书里面的内容转化为自己的想法，所以表面上是在看书，但脑子其实转得很慢，这就是所谓的放空状态。人一放空，自然就容易困。”

李琪的父亲总结道：“归根结底就是看不懂，看不懂脑子就转不动，又没有其他的刺激，所以容易睡着。我说得对不对？”

我点头说道：“对，就这么个意思。”

但李琪却不同意我说的话，他说：“不对吧？我看你给我的这本心理学的书，是看不懂、想睡觉，可是我晚上看课本的时候，我完全看得懂啊，还是困。这又怎么解释呢？”

我说：“之所以如此，是因为到了晚上的时候，你本来就困了，就想睡觉，和看书无关。”

我刚说完这句话，李琪马上做出了一副要反驳我的样子，我示意他让我先把话说完，然后接着说道：“我知道你想说你晚上不困，打游戏、看电影一点儿都不困。但我想告诉你的是，你此时之所以不困，是因为受到了强烈的外部刺激，抑制了你的困意。

“另外，由于光线的刺激也是你感觉不到困意的原因。当你看电影、打游戏的时候，眼睛紧紧地盯着屏幕，光线照射进眼睛，影响了你体内褪黑素的生成，体内没有足够的褪黑素，你就无法安然入眠。”

听到这里，李琪又问：“褪黑素是什么？”

我解释道：“褪黑素就是你身体里分泌出来的一种激素。这种激素白天不分泌，随着夜色降临，光照强度下降而开始分泌。体内累积了足够的褪黑素之后，人就会变得特别想睡觉。

“由于你晚上的时候眼睛盯着高亮度的屏幕看，所以影响了褪黑素的分泌，导致的后果就是你不困，睡不着。

“而且，由于褪黑素分泌不足，即便最后你睡着了，也始终处于浅睡眠的状态，你的大脑得不到很好的休息。短时间来看，这会造成你精神不振；时间长了的话，可能会影响智商。”

李琪非常吃惊地问：“这么严重？不睡觉还会得痴呆症？”

我点了点头说：“可以这么说。”

听了我的话，李琪的父亲也说：“没想到睡个觉还有这么多门道，怪不得晚上我看完电视都得过好一会儿才能睡着。李琪，你以后晚上不许躺床上看手机了，知道不？”

李琪面露难色，但还是“嗯”了一声。

其实我明白，对于这么大的孩子而言，对于社交新信息和同学间联系的需求，都是极度旺盛的。他们不愿意放下手里的手机，总是希望时刻与外界保持联系，这也是他们失眠的一个重要原因。

所以，我对李琪说：“你知不知道，现在很多人患上了一种‘手机依赖症’？”

李琪说：“看个手机还得上病了，不至于吧？”

我说：“既然你觉得手机依赖没什么大不了的，那我对你有个要求，就是从今以后，你不许带手机上床睡觉，好不好？”

李琪狡辩道：“可是我要用手机定闹钟啊，要不然早上怎么醒来？”

还没等我说话，李琪妈妈就说：“待会儿就出去给你买个闹钟。”

李琪有些无奈，只好说：“那好吧。”

我对李琪说：“一开始呢，你肯定会觉得不看手机更加睡不着了，失眠问题可能会更严重。但是我告诉你，并不是因为不看手机所以睡不着，而是因为对手机的依赖心理让你睡不着。所以你只要坚持几天，就肯定能睡得更好。

“另外，从今天起，你睡觉的时间不能超过……嗯，就十点半，十点半之前必须睡觉。而且，睡觉前一个小时不许看电脑，不许玩游戏，好不好？”

李琪非常不情愿地说：“这也太过分了吧？”

我说：“你觉得过分，可大部分人都是这么生活的啊，反倒你之前的种种习惯是不正常的。”

李琪妈妈说：“就这么办，我负责监督，从今天开始执行！”

我点点头说：“那好，咱们先按照这个方法坚持一段时间，看看效果怎么样。我先走了，改天再过来。”

3. 手机和睡眠

关于“手机依赖”，不仅孩子如此，大人也一样，甚至更甚。

我每天会拿出一点时间来刷刷朋友圈，在这个过程中我发现，很多人半夜三四点的时候还在朋友圈里发消息，而且信息底下还总会有人及时评论。

你可以想象：夜深人静，某人手持手机躺在床上，周遭寂静无声，孤独在空旷黑暗中被无限放大，于是萌生了对于人生的感慨，凝结成文字发到朋友圈里。

不多时，手机一阵震动，有人评论了！

两个深夜未眠人顿感惺惺相惜，遂欢乐聊天至更晚的时间，深感欣慰……但睡眠也就这样悄悄地溜走了。

以上情境可能在很多人身上都曾发生过，我们在做一些让自己愉悦的事情时，很容易牺牲掉睡眠时间。

久而久之，似乎睡眠成了一种负担。

有的来访者甚至对我说：“如果人不用睡觉就好了。”也有人幻想：如果我不用睡觉，那么就可以有更多的时间去工作和学习，以获得更高的成就。

事实上，即便是不睡觉，我们在夜里也很少会做更有意义的事情，大部分时间还是被可有可无，甚至是有害无益的夜生活占据了。

自从手机出现，这种情形变得更加普遍。早先的夜生活还需要你走出去、动起来，要付出一些“劳动”；而现在，躺在床上抱着手机刷微博、刷朋友圈、看新闻，这些居然也成为许多人虚度长夜的手段。

其实这些事挺无聊的，但就是有人愿意在无聊的荒漠中寻找一点点可能会出现的绿洲。

但对于睡眠而言，手机可以算得上是我的敌人。我曾经和许多人描述过睡前看手机的坏处，现在，我就在这里把这些坏处复述一遍：

看手机容易失眠，这是一个恶性循环：看手机——失眠——接着看手机——失眠得更厉害。

但其实，失眠并不是看手机所造成的最严重的后果，它的危害还包括：

首先是手机对眼睛的影响。

晚上看手机的时候，往往外部光线非常弱，手机屏幕的光线较之更强。这会造成眼部肌肉疲劳，影响眼球的聚焦能力，最终导致视力模糊。

据不完全统计，每天晚上睡觉以前看手机超过半个小时的人，90% 以上都是近视眼。而且，由于躺在床上看手机的时候，我们经常是侧躺着的，此时我们两只眼睛所受到的压力是不一样的，所以容易导致视觉偏差。

只要我们在床上看手机的时间超过一个月，就会导致视力偏差。具体的感觉就是，眼睛出现膨胀，有时候会出现瞬间的影像重叠。

《中华眼视光学与视觉科学》杂志上曾经发表过一篇文章，文章里讲道：人们通过手机阅读文本信息或上网时，眼睛会比手里拿着一本书或一张报纸离得更近，这意味着眼睛聚焦手机的图文更费劲，长时间使用手机浏览网页会导致眼睛干涩。此外，还更容易导致头痛和双眼疲劳等问题。

除了眼睛之外，骨骼也会受到影响。常在夜里看手机的人肯定会有这样的体会：保持一个舒服的睡姿看手机，手臂肯定得举得特别高，时间长了手会累。

而如果把手放到一个舒服的位置，看手机的时候脖子肯定是扭着的。久而久之，使得人体颈部处于慢性充血状态，最终压迫椎动脉诱发颈椎病，造成慢性劳损。

其次，经常性手机不离手会影响我们的智商。

关于这种论调，各位可能会在微信朋友圈里或者是 QQ 空间里经常看到相关的文章，文章会告诉你类似这样的事：“手机辐射很严重，会杀死脑细胞，脑细胞死了智商就低了。”

我虽然认同经常抱着手机会影响智商，但对于“辐射杀死脑细胞”这类论调并不相信，因为它缺乏科学的验证。我之所以认为手机会影响智商，是从心理学的角度加以考量的。

在我看来，对于手机过度依赖的人，往往把手机当成了自己的第二大脑。

确实，智能手机开始充当我们生活上的助手，我们可以通过它查找信息、记录信息，甚至发现观点。

这些事情原本是需要我们自己去做的，但是我们却更多地交给了手机来帮忙。如此一来，我们主动思考的机会更加少了，思考能力随之下降，也就可以说是智商降低了。

我所说的这种观点，并不是信口开河，加拿大的科学家曾经做过相关实验，得出的结论是——经常使用智能手机的人，比不使用智能手机的人更加依赖直觉去观察世界，他们的理性程度降低了。

而且，我认为晚上睡觉前看手机，可能比白天看手机对健康更加不利。因为对于大部分人而言，睡觉以前可能会回想一下白天发生的事情，想一想其中的道理。可以说，这段时间是一个非常好的思考时间，可是如果我们把这个时间用来看手机了，那么思考时间也就不存在了。

曾子说，“吾日三省吾身”，要是因为手机的存在而让我们失去了自省的机会，我们岂不会愈加浑浑噩噩、虚度终日？

关于手机的坏处，我之所以写了这么多，一是因为这些坏处确实客观存在，二是因为如我之前所说，手机这个物品对我的工作也造成了诸多不利的影响。

有很多来访者的问题本来并不严重，只要按照我说的方法严格去执行，改善睡眠指日可待，但就是因为戒不了晚上看手机这个习惯，我不得不加倍努力才能帮助到他们。

针对这些，我对手机其实是有“怨气”的，而且，就目前李琪的情况而言，我最担心的也是手机问题。所以，在我第三次见李琪之前，我给他妈妈打了个电话，问：“李琪这几天睡得好吗？”

李琪的妈妈说：“好多了，好多了。”

我又问：“他睡觉以前不看手机了吧？”李琪妈妈说：“开始几天老想看，我不让他看，还半夜起来悄悄查看，被我逮住了几次之后，每天到睡觉的时候我就把他的手机没收了藏起来。现在他断了念想，每天都乖乖睡觉，挺好的。”

我有些欣慰地说：“那就好，过几天我再去看看李琪。”

李琪妈妈说：“好啊！你来之前告诉我一下，我给你做顿大餐。”

4. 假意睡眠，到底是你抛弃了睡眠还是睡眠抛弃了你？

在我得知李琪的睡眠状况得到很大改善后，第三次去见李琪的时候，心情很是轻松。但是，当我来到李琪家见到他后，才发现事情可能没有他妈妈描述的那般乐观。

据说，那些资历很深的汽车维修人员，只要听到汽车跑起来之后的响动，就可以大体判断车况是否正常；那些在百货商场有丰富经验的售货员，抓起一把糖果就能大约估出重量。

同样，做睡眠障碍分析与治疗这个工作时间久了，我们有时候一眼就能看得出一个人的身体状况、睡眠状况。在我看来，李琪的睡眠问题似乎并未改善太多。

我正疑虑间，李琪妈妈热情地对我说："多亏了你刘医生，我们家李琪最近睡得好多了。每天准时睡觉，准时起床，生活很规律。"

我只好说："嗯，这是好事情。"说完这句话，我把目光投向李琪，他低着头没有说话。

为了表达对我的谢意，李琪妈妈做了一桌好饭，席间又说了很多感谢的话。我只好敷衍着说些谦虚的话，心里却在想：李琪究竟是什么状况呢？

吃罢饭，我打算帮忙收拾一下餐桌，李琪妈妈却把我推开，说："你和李琪去客厅聊天吧，我收拾就行了，哪有让客人收拾桌子的道理？"

我顺口说："那让李琪带我到楼下走走吧，我想出去转一转。"

"也好，饭后百步走，活到九十九。出去转转吧！"

我和李琪两人从家里出来，他埋头走路，不发一言。出了楼门，他问我："想去哪儿转？我带你去。"

我说随便，这一带我不熟，到处走走就好了。李琪说："那就去小区广场吧，那里环境还挺好。"

两人又走了一段路，我开口问道："李琪，其实你晚上还是睡不着，对吧？"

李琪吃惊地看着我："你怎么知道？"

我说："先别管我怎么知道，我说得对不对？"

李琪点点头，有些沉重地说道："我晚上很早就上床，也没有看手机，但还是睡不着。我知道我妈会来观察我，所以听到有人过来的时候，就假装睡着了。"

我问："那你睡不着的时候，在想什么呢？"

"什么都想。"李琪说，"有些事情越想越兴奋，有些事情越想越愁。但不管怎么样，就是睡不着。"

我看着他，脑子里却满是十六七岁时的自己。

很多大人会觉得：一个十七八岁的孩子，吃得好、穿得好，也不缺钱花，只要把学习成绩搞上去就好了，剩下的都是些“小事”，有什么好忧愁的呢?

事实上，这世界上有小事，但却没有“小情绪”。一个 5 岁的孩子丢了他最喜欢的玩具所感受到的悲伤，不比一个 50 岁的人赔掉了自己所有家产所感受到的悲伤更少。

我现在也终于明白，李琪睡不着觉的原因很可能和他的情绪、焦虑有关。

我对李琪说：“我得向你道歉。”

李琪有点懵，问：“道什么歉？”

我说：“我之前简单地认为，你睡不着只不过是因为贪玩，晚上过于兴奋导致的。但是实际上，你有心事，这件事困扰着你，让你夜不能寐。

“为了让自己不去过多地想心事，你选择用玩手机、玩电脑来转移注意力，这虽然让你暂时解脱了，但是你的失眠问题也因此更加严重了。我说得对吗？”

李琪一开始不置可否，想了一会儿后，才点了点头说：“你说得好像有点道理。”

我说：“那你可不可以告诉我，你的心事究竟是什么呢？”

李琪看了看我，说：“我告诉你，你也不会懂的，可能还会笑我幼稚，你就别问我了。不过我想问问你，一个人怎么才能不烦恼，怎么才能总是开心呢？”

我笑了，对李琪说：“人怎么可能没有烦心事儿呢？谁都会有点负面情绪，这是很正常的现象。”

李琪说：“可是这件事情给我造成了很大影响，我都不知道该怎么办。”

我说：“你有没有想过，你情绪之所以不好，一方面可能是因为这件事本身的影响，而另一方面，也可能和你睡眠不足有关系哦！”

李琪很吃惊，问：“真的？睡不着觉和情绪也会有什么关联吗？”

我说：“很简单，你因为有心事睡不着，到最后睡不着也成了你的心事，这叫睡眠焦虑症。”

所谓睡眠焦虑症，就是由于担心自己睡不着所引发的一种焦虑症。由于之前的失眠经历，对睡眠产生了焦虑不安的感觉，害怕自己又会失眠，影响休息，越担心越无法入睡，这样就越容易引发睡眠焦虑症。

而且，人一旦患上睡眠焦虑症，往往会导致认知障碍——简单来说，就是原本很容易想开的事情想不开了，成了心里头的疙瘩。李琪的状况恰是如此。

听了我的话，李琪显得有些紧张，问：“这么说，我还得了焦虑症？”

我赶紧解释道：“别担心，还没有那么严重。其实在生活里，每三个人中就有一个人会有焦虑症的表现，不过，只要我们能够注意调整自己的情绪，程度较浅的焦虑症一般不会造成什么重大影响。对于你来讲，重要的是打开心结，一切问题就都会迎刃而解了。”

李琪问：“那怎么解开呢？”

我说：“从睡眠入手。我知道你现在有心事，睡不着，但是我想让你每天睡觉之前问自己三个问题：第一，是什么事情让自己感觉今晚肯定又会失眠？第二，这件事情值不值得自己牺牲睡眠的时间，甚至牺牲自己的身体健康去想它呢？第三，明天我该怎么做呢？

“把这三个问题的答案想明白之后，其他的，你爱想什么就想什么，爱想到什么时候就想到什么时候，也不要给自己压力，说几点必须要睡着。你就告诉自己：我困了自然就睡着了，几点无所谓。而且这期间你也不要看时间，好不好？”

李琪说：“好吧。还有一件事儿，既然我睡不着和手机没关系，你能不能和我妈说说，不要再没收我的手机了。”

我说：“你还是念念不忘手机的事儿！我说你失眠的主要原因是心里有事，可没说和看手机一点儿关系也没有。实际上，只有放下手机，断掉和外界无时无刻不在的联系，才能直面自己的内心，你说对不对？”

李琪无奈地说：“好吧，反正怎么说都是你有道理。”

那天我把李琪送回家之后，稍坐了一会儿就走了。

我没有和李琪的父母讲李琪的真实情况，因为我觉得他父母如果介入的话，反倒会给李琪更多的压力。要知道，有时候家长那种“无孔不入”的关怀，对于孩子而言未必是好事儿。让他自己去想问题，自己去调整，或许会有更好的效果。

希望如此吧!

之后，我又给李琪打了个电话，叮嘱他:

在上床睡觉之前，可以考虑到楼下活动活动，但不要太剧烈，慢跑个 500 米就行。然后睡前用热水泡泡脚，让自己放松下来。睡前不要喝碳酸饮料，因为碳酸饮料含糖量高，而且容易吸收，喝了之后人体的血糖会马上升高，影响睡眠质量，而且大部分碳酸饮料里面都含有少量咖啡因，会使人兴奋。

通过一段时间的接触，李琪对我的话也比较认可，所以很爽快地答应了。

5. 90 分钟周期与睡眠环境

我希望李琪能在上床之后的 90 分钟之内睡着。这个要求其实并不高，但也是很多失眠者难以逾越的一道障碍。

有轻微失眠经历的读者可以回想一下，如果你晚上十点半感觉有点困了，上床之后，可能由于种种原因没有睡着，那么，你最后可能在几点钟入睡呢？ 12 点对不对?

假如你12点还没睡着，那这事儿就麻烦了，你可能要等到一点多到两点才睡得着，轻度失眠就这样变成了重度失眠。你发现没有，从十点半到12点，然后从12点到一点多、两点，每一个“睡眠节点”之间的间隔差不多都是90分钟。

为什么是90分钟?

因为90分钟是我们的一个睡眠周期。

我们的睡眠过程不是线性的，而是阶段性的，即便是我们已经睡着了，睡眠周期依然存在。

一般，我们一次睡眠的时间是五个90分钟，在睡着之后的前两个90分钟，我们会进入深度睡眠状态。

到了第三个睡眠周期，则进入浅睡眠状态。对于一般人而言，这个周期应该在两点到三点钟这段时间，我们回想一下，大部分有起夜习惯的人是不是会在这个时候醒来一下呢?

到了后面两个周期，我们又进入到深度睡眠的状态，直至醒来。

如果我们把每一个90分钟的周期拿出来单独观察的话，会发现，每一个睡眠周期，其实都是一个从浅睡眠到深睡眠再到浅睡眠的过程。

而且，在我们清醒的时候，也会受到这个周期的影响——每过90分钟，我们会进入一个注意力下降、能量不足的状态中。在白天我们工作的时候，这个状态是不利的，但是在夜晚时分，这种状态有助于我们顺利入眠。

这就是我为什么希望李琪能在上床之后90分种内睡着的缘故，因为在这90分钟之内，他必然会迎来一个睡眠周期，有助于入眠。如果错过了这个周期，很可能要等到下一个周期才能睡着。

其实，对于李琪这样有睡眠焦虑的人而言，每一次成功的睡眠都有助于加强他的“睡眠信心”，如果有一周时间他都能顺利入眠，那么睡眠焦虑症可不攻自破，这也是我所乐见的。

对于大部分人而言，在90分钟周期的开始都应该能轻松入睡。当我们进入到第一个睡眠周期之后，肌肉会放松，眼球不自觉地在眼皮底下溜溜转，那是我们在做梦。

但是，如果我们带着太多的心事和焦虑入睡，会陷入一种半睡半醒的状态。

此时，大脑在意识的边缘徘徊，脑中会浮现一些支离破碎的影像，甚至会陷入到噩梦中（这里说的噩梦，并非单纯指可怕的梦，也包括那些给人带来紧张、悲伤等负面情绪的梦境），这会令我们产生“我要赶紧从睡梦中解脱，回到现实世界”的冲动，无疑会对我们的睡眠造成不利影响。

这也是我为什么让李琪在睡觉之前问自己问题的原因——就是希望他能把现实的问题留给现实，不要带到睡梦中去。

事实上，每一个拥有安稳睡眠的人都是幸运的。据统计，只有大概20%的人能享受到充分、健康、能完全恢复精力的睡眠。

本书的读者如果想知道自己是否属于那20%的幸运儿，我们可以通过一个测试来得出答案：

第一个问题：入睡所需要花费的时间

1. 躺下就能睡着。

2. 超过30分钟才能睡着。

3. 晚上必须要超过12点才能睡着。

4.（老年人）需要40分钟以上的入睡时间。

第二个问题：夜间苏醒状况

1. 从来不醒，一觉睡到天亮。

2. 会醒，但5分钟之内可以再度睡着。

3. 醒来的时间超过5分钟。

4. 夜里醒来的时间超过40分钟。

第三个问题：会不会出现早醒的状况

1. 从来不早醒。

2. 有时候会比平时早醒半个到一个小时。

3. 有时候会比平时早醒一个多小时。

4. 从来不早醒，因为后半夜基本上睡不着。

第四个问题：睡得有多深

1. 很难叫醒。

2. 容易被异响惊醒。

3. 整晚都在做梦，而且对周围的环境非常敏感。

4. 总是处于半睡半醒的状态中。

第五个问题：做梦的情况

1. 可能做梦了也可能没做，记不起来。

2. 可以清醒地记住自己做的梦。

第六个问题：白天的情绪

1. 情绪稳定。

2. 急躁、易怒。

3. 经常性的低落。

上面六个问题，每个问题的答案分值按照 0、1、2、3 的顺序排列（第一个答案都是 0 分，最后一个答案都是 3 分），如果你的分数超过 5 分，那么证明你的睡眠状况是存在问题的；超过 10 分，则证明你有严重的睡眠问题。

我对于读者最后的分数其实是比较悲观的，因为这个测试我让很多人做过，低于 5 分的人可能连 10% 都不到。

大部分人之所以不能获得良好的睡眠，原因是多种多样的。每个人的原因各有不同，需要具体分析，咱们就不在此展开讨论了，我来说一说那些影响睡眠的外部因素。

第一个因素是温度。

最适合睡眠的温度是 16℃，如果温度超过 24℃，就会影响到我们的睡眠了。

由此可见，我们人类对于睡眠温度的要求其实挺苛刻，在大部分地区和大多数季节里，很难保持适宜睡眠的温度。多亏发明了空调，即便是在酷热的夏天，也可以让我们获得一个比较舒适的睡眠环境。

第二个因素是环境。

我们睡觉的时候需要比较安静的环境，但是也不能说绝对没有声音。如果我们身处的环境异常安静的话，反而不太容易睡着。

不知道各位有没有这样的体验——下雨天，窗外传来淅淅沥沥的雨声，我们反倒更容易睡着。

真正对我们的睡眠质量造成影响的声音有两种：一种是持续的，但没有节奏感的声音；另一种是突如其来的巨大声响。

在我们睡觉的时候，大脑中接收声音的部分依然处于工作状态。不过，此时大脑会“屏蔽”掉一部分声音信号的接收，所以，有时候我们会感觉睡着了就什么也听不到了。

但是对于那些属于“红色警告”的声音，大脑是不会屏蔽的，这也是人类千万年来进化出的一种自我保护机制。

我们可以想象这样的场景：一位母亲，白天劳累了一天，睡着了，对于一般性的声音充耳不闻。但是，只要她的孩子发出一丝细微的呢喃，她也会马上醒来。

为什么较大的声音她“听不到”，但是孩子发出的微小声音却能惊醒她呢？就是因为，孩子的声音对于母亲而言属于“红色警告”。

写至此处，不由得赞叹母爱的伟大。

言归正传，对于每个人来讲，属于“红色警告”的声音各有不同：敏感、危机意识强的人，可能会被很多声音所惊醒；

而神经大条，很有安全感的人则不会被轻易惊醒。

所以有的时候，“没心没肺”的人往往睡眠质量要好一些，敏感脆弱的人更容易睡不踏实。

很多女性朋友可能会有这样的体会——独居时，往往睡不踏实，有点响动就会惊醒，结婚后这种状况会不治而愈。之所以如此，就是因为枕边人给她带来了安全感。

所以，我们需要良好的睡眠环境，不必绝对安静，但是要杜绝突发的各种杂音和那些容易让人感到不安的声音——比如疾驰而过的汽车声、装修时电钻发出的尖锐响声等。

第三个因素是床的舒适度。

说来有趣，我对许多来访者提出的第一条建议就是——请及时更换一张更加舒服的床。

之所以提这个建议，一方面，是因为床的舒适度确实和睡眠质量成正比；另一方面，这其实也是一种心理暗示，能让来访者做出一些有益的改变——他们会认为这种改变足以扭转现状，让他们在心理上获得信心。

不管怎么说，舒适的床都是良好睡眠的载体。

有人问我：“我们家的床很贵，应该不会有啥问题吧？”我问：“你的床用了多少年？”

对方回答：“10 年。”我对他说：“你还是换了吧，再贵的床，睡了 10 年质量也下降了。”

要知道，我们每天睡觉的时候，出的汗大概能装满一个正常大小的杯子，而我们每年脱落的皮屑，也有将近 1 斤。这些物质有一部分会残留到床上，所以 10 年时间，足以导致床的质量大幅下降。

可能有人又会说了，我没感觉到床的质量下降了啊，睡起来和 10 年前一样。

这是错误的。就如同你们家养了 3 年的那盆花，你每天都感觉它和之前没什么分别，但实际上它每天都在成长。如果你没有修剪的话，3 年时间其实已经长了不少。

床也一样，你每天都在睡，自然感觉不到它正在发生的微小变化，但 10 年下来，它确实已经老化。

所以，即便忽略心理暗示的作用，换一张舒适的床其实也是很关键的。

6. 青少年失眠背后的心理问题

我第四次去见李琪，距离上次去见他已经过去了一个月。

之前李琪的父母认为李琪已经好了，所以即便是邀请我再去他们家，也是为了感谢我。我说我最近比较忙，改天再去。

其实，我不去他们家不是因为忙，而是我希望可以多给李琪一点时间，看看他能不能依靠自己的力量摆脱眼前的小困境。

我来到李琪家，李琪很热情地站在门口迎我。李琪妈妈则笑着说："叫了你好几次，今天终于有空了。快进来！"

进屋之后，和李琪妈妈寒暄了一阵，我转而问李琪："最近感觉怎么样？"

李琪笑着说："挺好，睡得挺好。"

李琪妈妈说："可不是吗，现在睡得太好了，早上还不愿意早起呢，一天恨不得能睡上10个小时。"

我想，这可能是睡眠恢复之后的"补觉反应"，只要不持续太长时间，就没有什么负面作用。所以，我对李琪妈妈说："这也是正常的，让李琪多睡一会儿也行。"

李琪妈妈又说："我感觉李琪这段时间看起来气色好了不少。之前他老那样，我也没觉得有什么不对，现在睡觉正常了，身体恢复了，才知道之前那气色是真不好。"

我们喜欢把"气色"二字挂在嘴边，这是个中医的概念。

所谓气色好，指的是从外表来看肤色通透、匀称、润泽，毛发也旺盛、乌亮、有光泽。

中医说，要想气色好就必须"气血协调、五脏安和"。如果从西医的角度来解释的话，这两个词可能指的就是身体里清洁无毒素、内分泌正常。

其实，气色不好也分很多种：

脸色苍白，中医认为这属于气血虚的表现，用西医的话来讲就是缺血。

脸色乌青，往往是循环不畅导致的。

脸色蜡黄，是因为营养缺乏。

脸色灰暗，是因为身体内代谢废物堆积。

……

对于失眠者而言，他们所面临的最重要的问题就是，代谢物在身体里大量堆积。所以，一般失眠者的脸色会显得有些晦暗，气色自然好不了。

之前我说看到李琪就知道他睡眠质量有问题，有一个很重要的原因，就是我看他气色确实有问题。现在他摆脱了这个问题，气色自然也就变得好了很多。

和李琪妈妈寒暄了一会儿，她说要去做饭。我说不饿，别忙了，但李琪妈妈还是执意要留我吃饭，不由分说地去厨房忙活了。

趁着这段时间，我和李琪聊了起来。我先开口问他："确实能睡着了吗？"

李琪点点头，说："能睡着了。一开始头几天还睡不着，但是你跟我说，睡不着就睡不着，别看时间，什么时候睡着都行。我还想：这算什么改善睡眠的方法，这不是放任自流吗？没想到效果还真挺好，我不知道时间，反而觉得自己困得更快了，更容易睡着了。"

我点点头，说："确实是这样，对于有睡眠焦虑的人而言，经常会有这样的感觉。一看时间已经十一点半了，心里有些急，想：12点之前必须睡觉。然后努力进入睡眠状态，结果到12点钟还是没睡着。这时候他的信心就有些动摇，会觉得：无论我怎么努力，都不可能睡着了，于是心里更加焦虑，也就更难以入睡了。

“其实不只是睡觉，我们做任何事情都是这样，一次一次的失败，会摧毁我们的信心，让我们什么事情也做不成。等我们放下所谓的成功或失败，不管结果、专注于过程的时候，反而容易成事。”

李琪看着我，郑重其事地点点头，说：“你说的话我记住了。”

我问：“你之前不是有心事睡不着吗？现在呢？”

李琪说：“我按照你的方法做，睡觉之前问自己三个问题：是什么事情让我感觉今天肯定又会失眠？肯定就是那件事啦！然后再问这件事情值不值得我牺牲睡眠的时间，甚至牺牲自己的身体健康去想它——说实在的，我也不知道，我觉得这件事情对我确实很重要。不过我有大把时间去想这件事情，也不必说就非得熬夜想，对不对？最后再问明天我该怎么做？我就开始想，明天我要如何面对这件事情，然后怎么做才是对的。

“想完这些之后，我突然觉得，没什么好想的了，既然都知道明天该怎么做了，想那么多不如去做。这时候我就困了，睡得特别快。”

听完李琪的话，我很高兴。他是个聪明的孩子，之前不过是钻牛角尖了，只要对他稍加点拨，他就可以理性地去思考问题——解开心里的疙瘩，他的睡眠问题也就随之消失了。

我对李琪说："我知道眼下这件心事对你来说很重要也很棘手，但是我要提醒你，以后你可能会碰到比它更棘手的事情，但不管遇到什么，都要记住——理性思考，别被客观事物扰乱了心神，搞得夜不能寐，那不是聪明的做法。"

李琪点点头说："我明白。"

那天我在李琪家吃完饭就离开了，走出门的时候心情不错。

回想起这段时间和李琪接触的过程，从一开始他不信任、不配合，到最后对我敞开心扉，并最终解决了困扰他自己的一些问题，这让我很有成就感。因为我知道，要让一个处于叛逆期的孩子相信你、服你，并不是一件容易的事情，我自认为这一次我做的还不错。

说起叛逆期的青少年，这个年龄段的孩子其实也属于比较容易产生睡眠问题的人群。

可能大部分人不知道，我们的身体在十七八岁的时候就发育成熟了，但是大脑成熟要等到 20 岁。所以，我们在拥有成年人身体的时候，大脑其实还是青少年的大脑。

青少年最大的特点就是叛逆、爱冒险，也爱做一些出格的事情，不会过多地考虑责任。这其实并不单纯是心理问题，也是生理问题，因为这个与我们大脑的发育模式有关。

要知道，人脑各个部分的发育时间段不一样。

在大脑里，有两个最重要的区域——杏仁核和前额皮质。

杏仁核是人的感情中心，成熟的杏仁核会分泌一种物质，这种物质会“引导”我们追求惊险、刺激的体验。

前额皮质则是大脑中负责“理智”的那个部分，它让我们变得更加沉稳，更加理性。所以，我们人类既有冒险的精神，又有理智思考的能力，这是很好的事情。

但问题在于，杏仁核和前额皮质发育成熟的时间不太一致——杏仁核很早就发育好了，而前额皮质需要等到青春期结束之后才发育成熟。这就造成了青少年过早地拥有了冒险精神，却缺乏理智思考的制约，所以他们才会如此叛逆。

其实，这也是青少年失眠的一个原因。他们太喜欢刺激，但睡眠这件事情显然是不刺激的，由于缺乏理智的约束，他们便会肆意地挥霍睡觉的时间，从而造成了失眠。

因此，在面对青少年的心理问题，包括睡眠问题时，我们不能按照成年人的那一套来，一定要从青少年本身的特点出发，才能更好地帮到他们。

青少年失眠的另一个原因，就是焦虑——具体来说，就是不被认可的焦虑。

有些家长虽然对孩子很好，但是漠视孩子的情感表达和情感诉求，孩子心里的焦虑没有释放的出口，就会产生许多问题，失眠只不过是其中一种罢了。

当孩子因为焦虑而睡不着的时候，家长会武断地认为：“这么大的孩子有啥大不了的事儿，还能愁得睡不着？肯定是因为就想着玩，才不愿意睡的。”所以，家长不会主动去疏导孩子的焦虑，反而会因为武断地下结论而伤害到孩子的感情，这会让他们更加焦虑，更加睡不好。

所以，如果现在读这本书的您是一位家长，如果您的孩子有时候会失眠，请您心平气和地站在平等的地位上去和孩子交流一下，问问他们心中的真实感受。

从刚出生的婴儿到十六七岁的少年，他们内心的世界是如此的丰富，有时候也很脆弱，他们想的事情可能很简单，但是情绪的激烈程度一点儿也不比成年人小。

记住这一点，不仅能避免孩子失眠的问题，还可以避免其他发生在青少年身上的心理问题。

切记！切记！

Part 5

姑娘，“失眠减肥法”不过是你的幻想

永远不要把睡眠当成你的赌注！

永远不要认为睡眠是你可以轻易放弃的东西！

如果你不善待你的睡眠，用睡眠做筹码去满足你的某些欲望，那么最终会受到来自于睡眠的惩罚。减少睡眠，可能会给你带来某些暂时性的收益，但是这小小的受益与你所失去的东西比起来，根本不值一提。

所以，请答应我，不管何时、出于何种目的，都不要动睡眠这块奶酪。

1. 黄小佳的话：最初我是故意失眠

前几天在网上看到一则新闻，大概内容是说：某女明星，身高 168 厘米，体重竟有 47 千克，因此从粉丝那里得到了一个“胖某”的爱称。

我不禁汗颜，这世道怎么了？瘦成麻秆儿还能被叫“胖某”，这让其他身材正常的女性怎么活？

在这个时代，“瘦”几乎成了“美”的先决条件，对此我感到很困惑。事实上，我认识的很多女性也对此感到困惑，但这并不能阻止无数女性疯狂地追逐“瘦”，执着地将减肥作为毕生事业。

对于减肥这件事情，我本身并不反感，通过合理的饮食控制和适当的运动来保持身材，这是一件非常健康的事情。但很多女性为了达到快速减肥变瘦的目的，通常会采取一些对健康有损的方法，比如过度节食、服用减肥药物等，这就得不偿失了。

说到这里，不得不提起我曾经的一位来访者黄小佳。

黄小佳长得白白净净，水灵灵的，身段前凸后翘，声音甜美，唱歌特别好听，一点儿也不比电视上的那些明星差。

不过黄小佳只是第一眼美女，这么说，是因为仔细端详，就会发现第一眼的黄小佳，和看第二眼的她，存在淘宝卖家秀与买家秀之间的微妙区别。

之所以说“微妙”，是因为眼前出现的黄小佳从五官上来看，确实算得上美女，但仔细看，却发现妆容之下，面部略有浮肿，而且哪怕化了妆，也遮挡不住眼下的黑眼圈和疲惫的气色。至于身材，仔细打量她时髦的装扮后，就能发现她身材的干瘪和姿态的怠惰。

虽然她的声音很好听，但她明显精神涣散、注意力不集中，看上去像是没睡好。而且，她的发质不好，有些干枯。

毫无疑问，她看上去就是一副饱受失眠困扰的样子。

“刘医生，过几个月我要参加一场比赛，你有没有法子让我好好睡觉不？我什么办法都用了，都不好使，再这么下去，我还怎么去参加比赛啊……”还未等我问话，黄小佳就已经语气急切地开口了。

原来，黄小佳在一家大型连锁超市做行政管理人员，晚上有时候会去酒吧驻唱。她歌唱得挺不错，经常参加各种比赛，还拿过一些不错的名次，一直怀揣着“明星梦”。

她口中所说的比赛，估计又是某个地区性歌手选秀。

“先说说你的情况吧。看你的样子，失眠应该持续了一段时间吧？”我一边询问黄小佳，一边拿出本子记录她的情况。

黄小佳揉了揉太阳穴，皱眉回忆了片刻才回答道：“差不多两三年……还是三年多了吧……具体我也记不清楚了。

“之前其实还好，有时候睡不着，吃两片药也就睡着了。可是这半年多越来越感到睡不好，就是吃药也不好使了，之前吃一片就能睡，现在得吃两三片。而且吃了药还是睡不好，第二天起来头昏脑涨的，做事也集中不了精力……”

“开始出现失眠的情况时有没有发生什么特别的，或者印象深刻的事情？好好想一想，那段时间的事情都说一说。”我继续问道。

黄小佳摇摇头说：“没什么太特别的……”

“有做过身体检查吗？很多身体上的疾病也会导致失眠……”我注意到黄小佳一副欲言又止的样子，顿了顿，冲她摆了摆手，“想到了什么？你说说看。”

“其实……”黄小佳咬了咬嘴唇，有些不好意思的样子，“其实我刚开始是故意失眠的……故意让自己不睡觉，结果后来也不知道怎么的，就真的睡不着了，成了现在这个样子。”

听到这话，我顿时愣住了，真是一头雾水。我见过太多因为睡不着而痛苦挣扎的病人，可现在，眼前这一位竟是故意逼迫自己失眠的，这还真是新鲜事啊！

我疑惑地看着黄小佳，问道：“为什么？”

黄小佳抿了抿嘴唇，吐出两个字：“减肥。”

“减肥？”我瞪大眼睛看着黄小佳，“我听说过节食减肥、运动减肥，甚至吞什么寄生虫减肥的，你这倒是新鲜，失眠减肥，谁教你的啊？”

“我有很多特别瘦的姐妹都是容易失眠的那种人，晚上总是睡不着。这睡不着，不是就能消耗更多的热量吗，所以自然就瘦了！”黄小佳理直气壮地说。

看着她一副笃定的样子，我简直哭笑不得，耐着性子对她说道：“失眠并不能帮你减肥，很多失眠者甚至反而会出现体重骤增的情形。

“再说了，你的姐妹们瘦，与她们是否失眠没有关系。如果她们一直在减肥的话，那么，她们的失眠问题甚至很可能是因为减肥不当或者减肥过度引起的……”

还没等我说完话，黄小佳就指着自己自信满满地说道：“刘医生，你看我，我确实瘦了。之前我试过节食，也试过运动，但总坚持不下来，自从强迫自己失眠后我瘦了整整 7 公斤！可见这法子真的有用，只是我现在调不回去了……”

2. 失眠者为什么瘦？

我遇到过不少因为减肥不当而引发失眠问题的女性，通常来说，容易引发失眠问题的减肥手段主要有两类：过度节食和服用减肥药。

比起运动减肥来说，节食减肥显然更加快捷、有效。

合理范围内的节食对身体是有益的，它能帮助我们缓解肠胃的负担和压力。但如果节食过度，那么，很可能会让我们对营养摄入不足，造成血糖过低或营养缺乏，从而影响我们的正常机体功能，包括睡眠。

减肥药，通常也是偷走减肥人群睡眠的“元凶”之一。

目前，市面上很大一部分的减肥药都含有安非他命成分，如果长期服用含有这种成分的减肥药，那么，随着身体抗药性的逐渐形成，这些人很可能就会出现失眠症状，甚至引发情绪不稳定、幻觉和妄想等情况。

更重要的是，安非他命还像毒品一样非常容易上瘾，一旦上瘾，再去戒掉的过程是相当痛苦的。

那么反过来，失眠对我们的体重是否有影响呢？

大多数失眠者，在一段时间内都出现过体重骤增的情况，这是因为，睡眠不足会扰乱人体的新陈代谢，同时还会扰乱瘦素在夜间的分泌。

瘦素是脂肪细胞所产生的一种饱感激素。

当我们的身体需要能量时，瘦素水平会降低，使我们产生饥饿感，提醒我们进食。反之，当身体能量充足时，瘦素水平则会升高，使我们感到饱足。

和瘦素相对应的是胃饥饿素，这是一种由胃黏膜所产生的饿感激素。每到餐前，饿感激素水平会升高，而在餐后数小时之内则会降低。我们的食欲，正是由这两种激素来进行控制和调节的。

正常来说，我们的身体能够承受连续8小时，或整晚睡眠中的断食。在睡眠中，人体的代谢需求会减弱，因此，即便没有摄取食物，人体的血糖水平也会保持在一个恒定的范围内。

与此同时，当我们作息规律时，瘦素在夜间的分泌水平往往会升高，从而向我们的身体发出“无需进食”的信号。

睡眠不足，一方面会加大夜间身体的能量消耗，另一方面则会导致瘦素水平降低。因此，无眠之夜往往会刺激我们的食欲，让我们进食更多。

此外，据科学研究显示，每天缺少几个小时的睡眠，也会对人体的糖类代谢造成明显影响。研究表明，当一个人经历失眠缺觉之后，进食高糖食物，其血糖水平会远远高于平时，就好像患有糖尿病一样。

这表明，失眠会让我们的身体在一段时间内产生对胰岛素效应的临时抵抗。这是非常可怕的，这意味着长期的失眠，很可能会增加我们患糖尿病的风险。而且，一种名为皮质醇的激素会使这种现象大大加剧。

皮质醇是一种与压力有关的激素，当失眠者因睡眠问题而备感压力时，这一激素水平就会升高，响应长期失眠的“号召”，并干扰胰岛素的活动，对身体的糖类代谢展开进一步破坏，睡眠问题也就由此陷入了难以摆脱的恶性循环。

2015年，圣地亚哥内分泌学会的年会上汇报了一项关于《人类睡眠与新陈代谢》的研究，该研究表明：在工作日内，每天只要有半小时的睡眠不足，那么在一年之后，由于这些每个工作日半小时的睡眠债，我们患肥胖以及糖尿病的风险将会分别增加 17% 和 39% 之多。

可见，从科学角度来说，失眠对减肥没有任何帮助，反而可能会让我们的体重不断增加，破坏身体的新陈代谢。

那么，问题来了，黄小佳在失眠之后，为什么整整瘦了 7 公斤呢？

事实上，很多饱受长期失眠折磨的人中，也有相当一部分人变得越来越消瘦，难道他们的体质和其他人不一样吗？

其实这很容易理解。之前我说过，失眠者会出现体重骤增的情形，更多的是因为失眠会刺激食欲，从而让他们进食更多。

以黄小佳为例，她主动让自己失眠，目的是为了减肥，因此在无眠的过程中，她必然不会放任自己去进食。如此一来，失眠状态促使她消耗更多热量，而她又有意识地拒绝为身体补充热量，长此以往，当然会越来越瘦。

但需要注意的是，这种减肥方式，完全是以消耗自己的身体健康为代价的。

很多因长期失眠而越来越消瘦的人，通常都是因为消化系统出了问题，导致胃口不佳、消化不良，以至于身体无法正常吸收足够的营养。因此，这些因睡眠问题而变瘦的人，通常还会伴随一些其他的不良症状：浮肿、皮肤水分流失、皱纹出现、肤色暗淡、暗疮问题加剧等。

这一点，女性朋友应该深有体会。比如，每次熬夜之后，连上妆都会变得比较困难。

英国一所睡眠研究室曾招募过一批志愿者进行了一项睡眠实验：先让志愿者连续5天睡满8小时，然后再连续5天只睡6小时，并为这些志愿者拍摄了一组照片，以记录不同的睡眠时间对他们的面容将会产生什么样的影响。

结果令人震惊，仅仅两小时的睡眠之差，却让他们的容貌看上去至少相差5岁。

当我将这些对比照片摊开在黄小佳面前时，她下意识地摸了摸自己有些浮肿的脸和干枯的头发。以健康和美丽为代价换来的消瘦，不知此刻的她心中作何感想。

美国的免疫学家在对睡眠和人体免疫功能进行了一系列的研究后认为：睡眠与人体的免疫力及抵抗疾病的能力有着密切关系。拥有健康睡眠的人，血液中的T淋巴细胞和B淋巴细胞明显要多于睡眠不足的人，而这两种细胞正是人体免疫系统的“主力军”。

如果你是和黄小佳一样爱美的女孩子，那么请相信我，健康的睡眠比任何昂贵的化妆品都更能焕发你的容光。

3. 可怕的药物依赖

在与黄小佳的进一步接触中，我发现她的问题远比我想象的更严重一些。

大概从四年前开始，黄小佳开始出现轻微的睡眠障碍。

那时候，她刚开始为自己的歌手事业奋斗，积极参加各处的歌唱比赛。也就是从那时起，她开始对自己的身材产生不满，认为自己太胖了。

据黄小佳描述，在数次比赛中，名次排在她之前的女歌手唱功都不见得比她好，但她们都比自己瘦，在镜头上显得好看。因此，黄小佳认为，阻碍自己歌唱事业的关键点就在于，自己的形象不够好，也就是不够瘦。

那时候，因为这些繁重的思绪，黄小佳的睡眠情况已经不太好了。但她并未引起重视，反而在听说“失眠减肥法”之后，特意让自己失眠，人为地加重自己的睡眠问题。

后来，故意失眠成了顽固性失眠，但黄小佳还是没有放在心上，只是让朋友帮忙买了瓶安定，睡不着就吃两片。

之后，她又陆续换过几种不同的安眠药，都是起初服用时效果很好，但后来药效渐渐降低，需要不断增加用药量才能保证睡眠。

黄小佳如今的睡眠障碍完全是由她自己一手造成的。起初，因情绪焦虑而产生睡眠问题时，她不仅没有引起重视，反而故意把这个问题放大，人为地打乱自己的睡眠节律，从轻微失眠转变成了顽固性失眠。

而当失眠问题已经影响到她的正常生活之后，她非但没有向正规的医疗机构寻求帮助，反而盲目用药来“自治”失眠，以至于现在形成了药物依赖。

睡眠是人类正常的生命活动，任何助眠药物都只是治疗失眠的辅助手段罢了，我们怎么能依靠这些小药片来控制自己的生命活动呢?

而令人头痛的是，有相当一部分患者会在没有咨询医生的情况下，通过盲目吃药来改善睡眠，直至引发诸多问题之后才考虑就医。

很多治疗失眠的西药都有成瘾性，以苯二氮类镇静药（如三唑安定和安定）为例，它实际上是通过提升某种神经传递素的作用来刺激大脑内多巴胺的释放，从而达到镇静效果，这与毒品对大脑的作用机理相同。

多巴胺是一种神经传导物质，主要用来传递大脑愉悦、兴奋等信息，它正是造成人们“上瘾”的关键因素。

值得注意的是，任何一种助眠药物都无法彻底治愈失眠。此外，任何一种助眠药物也都无法对人产生长久而持续的效用。

人的机体具有自我保护功能，不管服用什么样的催眠药物，对于机体来说都是异物，在它们进入人体之后，都会被药物代谢酶所代谢，从而排出体外。

而药物代谢酶的活性，会因连续用药而越来越高。因此，同样剂量的催眠药物，在服用一段时间之后，被破坏并排出体外的速度会越来越快，其效果自然会明显降低。

于是，想要保持最初达到的药效，我们就不得不增加药物剂量，以对抗机体的药物耐受性。

但是，无论任何一种药物，我们都不可能无限增加剂量。俗话说，“是药三分毒”，任何药物在进行长期、大剂量的使用后，其毒性和副作用都会不断增强，对机体所造成的伤害可能比失眠更加严重。

因此，你唯一的选择就是赶快停药。

而最棘手的问题是，在长期使用催眠药物之后，你对药物已经产生了依赖性。从精神上来说，失去药物作用，会让你产生极度不安的感觉，以及对药物的强烈渴望；从身体上来说，长期的使用可能已经让药物成为你正常代谢所需的一种成分，一旦失去这种成分，你的身体机能也会产生一系列异常反应，如肌肉震颤，甚至抽搐等。

这就是药物成瘾，一旦形成这种成瘾性，想要停药就必须挨过一段痛苦而难熬的戒瘾过程。

因此，我对所有睡眠障碍患者都数次强调过，尽量不要盲目用药。想要治愈失眠，就必须找到引发失眠的根源，从源头上解决问题，才能重拾健康的睡眠。

当然，考虑到在某些情况下，可能你确实需要药物来提供短暂的睡眠帮助，那么一定要记住，尽量根据你失眠症的类型来选择对症的药物。例如：

*** 入睡困难型失眠**

对于入睡困难的失眠者来说，司可巴比妥、氯硝安定、三唑仑、咪唑安定以及唑吡坦片等药物更适合你，这类药物半衰期短，能够帮助你在短时间内尽快入睡，并且第二天起床不会有宿醉感。

*** 睡眠质量差、多梦型失眠**

如果你睡眠质量差，容易惊醒或常常做噩梦，可以选用一些半衰期稍长的短效或中效类助眠药物，来帮助你加深慢波睡眠，比如唑吡酮、舒乐安定以及劳拉西泮等。

*** 早醒型失眠**

对于容易早醒的失眠患者来说，中效或长效类药物才能起到作用，延长你的总体睡眠时间，比如硝基安定等。

需要注意的是，很多人都将安定当作一种常规的助眠药物使用，这并不是一个好选择。

虽然安定起效快，但半衰期太长，足足有 20 个小时以上。很多服用安定助眠的人，在第二天醒来时应该都有过“宿醉感”，头脑昏昏沉沉。

因此，安定并不适合用来帮助睡眠。

但不管服用哪一种安眠药，最好不要超过四个月。如果具备条件，慎重起见，在选用药物之前最好先向专业医生进行咨询。

4.“暴力重塑”生理节律

黄小佳的治疗已经持续一个多月了，也尝试纠正了她很多的不良睡眠习惯。在此期间，我建议她逐渐减少服用助眠类药物的剂量，直至最终实现完全停药。

或许是为了那场即将到来的歌唱比赛，在整个治疗过程中，黄小佳十分配合，甚至暂停了她在酒吧的驻唱工作。但令人失望的是，黄小佳的睡眠状况依然没有得到明显改善。

从精神方面来说，黄小佳其实是个自视甚高、踌躇满志的人。从数次的谈话中我发现，过去她一直将自己无法成为大明星的原因归咎于自己的身材不够纤瘦，不符合现代人的审美标准。而现在，成功减肥的她似乎又认为，失眠问题成为阻碍她实现“明星梦”的最大障碍。

对于即将到来的那场歌唱比赛，黄小佳把它看得太重要了。

她已经认定，那场比赛将成为她人生的转折点，而能否在比赛前解决她的失眠问题，似乎成了一切成败的关键。

事实上，繁复的思想和情绪对黄小佳的睡眠必然有一定影响，显然，想要改变她的想法不是一朝一夕的事情。因此，要想尽快解决她的失眠问题，精神疏导并不是一个好的选择，这不仅需要花费过多时间，并且在短期内可能收效甚微。

撇开精神状态不说，单从生理方面来看，黄小佳的失眠问题，其根源就在于生理节律的紊乱。

长时间失眠和不健康的睡眠习惯，已经彻底打乱了黄小佳的生理节律，让她的睡眠变得像婴儿一样没有规律。想解决这一问题，首先就要把她的生理节律调节到正常状态。

以往遇到这样的病例，我会建议他们服用一些助眠类药物来重塑自己的生物钟，从而将生理节律调节到正常状态。但黄小佳不同，长期的服药史让她的身体对很多助眠类药物产生了耐药性，使药物作用不甚理想。

此外，黄小佳白天的精神状态一直非常萎靡，常常处在一种似睡非睡的状态。实际上，这是一种代偿，是大脑在过分疲劳状态下对“局部”进行的一种抑制。

简单来说，由于睡眠不足——黄小佳的大脑，就利用白天的时间相继安排各个脑区进行“休假”。

这样一来，在白天得到休息的脑区，在夜晚就容易变得兴奋，使大脑各个部分之间睡眠与觉醒的状态难以统一，最终造成了黄小佳如今的状态：白天醒不了，晚上也睡不好。

在探索黄小佳治疗方案的过程中，国外的一个病例给了我很大启发。

一名25岁的技工，在一次事故中受伤入院。病愈之后，由于存在一些轻微的后遗症，医生便建议他暂时不要上班，在康复之前多多休息。

出院后的两个月里，这名技工都居住在自己的公寓里，每天看看电视，读读报纸，过着无所事事的生活。饿了就去买东西吃，困了倒头就睡，他的生活几乎完全失去了时间概念。

两个月后，他的睡眠状况开始变坏，并时常感到疲乏，对一切事情都失去了兴趣，恨不得把每天的时间都耗在床上。

这样的状况一直持续了两年，他始终都无法恢复正常生活，最后只得向医生寻求帮助。

医生对他进行了全天候的观察后，发现他的睡眠极其没有规律，就像婴孩一样，一天能睡数次，但每次的睡眠都很短暂，很少超过30分钟。他的体温变化也极为平缓，几乎找不到任何生理节律。

医生建议他重新建立有规律的作息习惯，但他靠自己根本无法做到。于是，他花钱请了一位专业的看护，每天负责帮助他在白天保持清醒，并进行适度活动，逐步将睡眠时间集中在夜晚。进餐时间也都尽可能保持规律性，以强化治疗效果。

最终，经过六个月的努力之后，这名技工终于重新建立起了正常的作息规律。

这名技工的问题显然要比黄小佳严重得多，既然他都能够重建正常的作息规律，我相信黄小佳也可以。

结合黄小佳的实际情况，我很快想到了一个治疗方法：采用冲击疗法，强行统一大脑各个区域的兴奋及抑制规律，“暴力重塑”黄小佳的生理节律。

冲击疗法通常是用来治疗恐怖症的，其原理就是用患者所恐惧的东西不断去刺激、冲击患者，让他逐渐适应，从而消除对这种东西的恐惧。

此前说过，黄小佳之所以白天精神萎靡，夜晚难以入睡，是因为她大脑皮层的各个区域难以统一睡眠和觉醒。那么，就设法给予黄小佳足够的刺激，让她大脑皮层的各个区域都强行处于持续兴奋的状态。

这样，经过一段时间，这些区域便可能因陷入疲劳而同时产生抑制。反复数次之后，想必就能让大脑各个区域统一兴奋和抑制的状态。

当然，我并不能保证这个方法对黄小佳绝对有效，而且，强行让大脑持续兴奋，也可能引发一些不良后果。

当我把这些风险都清楚地告知黄小佳后，她依然毫不犹豫地答应了。

黄小佳让她的表妹和一个闺密帮助她进行治疗，这个治疗方案一共分为三个阶段，持续大约 3~4 天。

第一阶段：为黄小佳安排一系列紧张而劳累的活动，如唱歌、游泳、逛街、购物、打麻将等，每一项活动之间都不留任何间隙。让表妹和闺密轮流陪伴并监督黄小佳，禁止她以任何方式进行休息，强迫她始终保持清醒。

这一过程持续了28个小时，大约在第二天下午一点左右时，黄小佳实在无法继续坚持，倒在床上酣然入睡。

第二阶段：8小时后，即晚上九点，黄小佳被强行唤醒，继续重复第一阶段的事情，看电视、打麻将、早晨爬山看日出等。这一阶段持续到第二天下午六点左右，黄小佳无法抵挡睡意，不顾表妹和闺密的喧闹，酣然入睡。

第三阶段：同样是在8小时后，即凌晨两点左右，再次强行唤醒黄小佳，继续安排紧凑的活动。这一次，大约在第二天晚上十点左右，黄小佳再次入睡。

次日早晨六点左右，经历8小时睡眠的黄小佳再次被唤醒。起床之后，按照之前的安排，黄小佳进行了一些运动，然后收拾房间，上班，恢复正常的生活节律。

在完成三个阶段的治疗后，我要求黄小佳在之后一星期严格将入睡和起床时间保持在晚上十点和早晨六点，并坚持按时就餐、运动、收拾屋子等。

在这一个星期内，黄小佳的睡眠问题取得了突破性进展，她的精神和脸色也好多了。

5. 女人，别这么睡

在人的一生中，睡眠占据了大约三分之一的时间。

即便如此，依然有很多人都难以拥有健康的睡眠。据一份调查显示：在全世界范围内，失眠症的发病率已经达到27%，其中，女性失眠症的发病率大约是男性的1~2倍。

确实，从青春期开始，到各个年龄阶段，女性所面临的睡眠问题往往比男性更多。而睡眠对女性所造成的影响，也往往甚于男性。

一方面，女性的情感体验和情绪波动都比男性更加丰富，要知道，睡眠与情绪有着千丝万缕的关系；另一方面，女性在中年之后，由于荷尔蒙变化所带来的种种不适，也会对睡眠直接造成严重影响。

“年轻女子需要它，中年女人渴望它，年老妇女求之而不可得。”医学界的这句话阐述了女性与睡眠的关系，充分说明睡眠对于女性的重要性。

在治疗黄小佳的过程中，我发现，她有许多不良睡眠习惯，而这些不良睡眠习惯也是众多女性都可能有的。这些习惯看似微不足道，但却成为我们获得健康睡眠的一大障碍。

我将这些不良习惯进行了一些总结，大家可以进行对照，自我检测一番。

*** 带妆睡觉**

化妆已经成为大多数女性的必修课程。但很多女性，尤其是年轻女孩虽然喜欢化妆，却不太重视卸妆——很多时候由于时间太晚，可能不卸妆就直接去睡觉。

这种不良习惯对皮肤的伤害非常大，因为残留的化妆品往往会造成毛孔阻塞，诱发粉刺等皮肤问题，长此以往可能会损伤皮肤，促使皮肤加速衰老。

*** 储存睡眠**

许多年轻人都有熬夜的习惯，有的人是为了工作，有的人是为了娱乐。有些人为了熬夜通常会先多睡几个小时，实际上，这对你的身体健康几乎没有任何帮助。

我们真正需要的是规律的、高质量的睡眠，而非时间长却质量欠佳的睡眠。

*** 戴胸罩入睡**

许多女性为了防止胸部下垂，通常在睡觉时也会戴着胸罩。

据有关专家研究发现，胸罩虽然对女性胸部有保护作用，但如果每天穿戴胸罩超过 17 个小时，则可能会大幅度增加患乳腺肿瘤的风险。这是因为，乳房长时间受到压迫时，会导致淋巴回流受阻，从而致使体内的有害物质滞留在乳房。

*** 睡眠时间不规律**

长期睡眠不规律，往往会打乱生理节律，从而导致睡眠不足或睡眠质量太差。

*** 戴饰物入睡**

很多女性都喜欢佩戴一些小饰品，甚至在睡觉时也没有摘卸的习惯，这其实是相当危险的。

一方面，这些饰品中有很多是金属材质，长期与皮肤接触，可能会在不知不觉中引起皮肤慢性吸收，乃至重金属中毒。

另一方面，一些经过特殊处理的饰品，如具有夜光功能的饰品，会产生镭辐射，长时间的接触会对身体造成伤害。

最后，睡觉应该是一件极其放松的事情，佩戴饰品可能会对机体循环造成一定阻碍，不利于新陈代谢。

*** 睡前饮酒**

随着生活方式的改变，人们的夜生活变得更为丰富，尤其是一些职业女性，往往会因为应酬需要经常饮酒。

事实上，睡前饮酒对身体健康有很大影响。医学研究表明，睡前饮酒容易导致入睡后出现窒息的状况，一般每晚会出现两次左右，每次大约10分钟。这种情况非常危险，长此下去，容易导致高血压、心脏病等疾病。

*** 睡前生气**

人在发怒的时候会心跳加速、呼吸急促、思绪万千，睡前生气，往往会让人难以入睡，从而降低睡眠质量。

*** 睡前饱餐**

中医说“胃不和，则卧不安”，这是很有道理的。睡前吃得太多，会增加胃肠负担，而胃在消化食物时，又会对大脑产生刺激，让大脑变得兴奋，这样一来，自然难以安然入睡。

*** 睡前饮茶或咖啡**

不管是茶还是咖啡，都会刺激我们的中枢神经，从而引起兴奋感，这对于睡眠是没有任何好处的。

*** 枕头高度不适宜**

从生理角度上来说，8~12 厘米的枕头高度是较为理想的。枕头太低容易造成“落枕”，或因脑充血而导致睡醒后头脑发昏、眼皮浮肿；而枕头太高，则会影响呼吸道的畅通，且对颈部没有好处。

*** 枕着手睡觉**

有的人睡觉时会习惯把手枕在头下面，这样很容易影响血液循环，导致上肢麻木、酸痛。此外，这一睡觉姿势对腹部会产生压迫，久而久之，还可能引发“反流性食道炎”等疾病。

*** 蒙头睡觉**

很多人有用被子蒙住头睡觉的习惯，尤其是在较冷的天气，这种习惯非常不健康。当我们用被子蒙住头睡觉时，随着被子里二氧化碳浓度的逐渐升高，氧气浓度不断下降，容易导致大脑缺氧，从而使大脑不能从睡眠中得到充分休息，降低睡眠质量。

*** 张口呼吸**

我们的鼻孔中有很多鼻毛，鼻毛的作用就是帮我们过滤空气中的一些杂质，如灰尘等。因此，我们通常是用鼻孔进行呼吸的。但有些人在睡觉时会有张口呼吸的习惯，这不仅容易让我们吸进大量灰尘，并且还可能致使气管、肺部以及肋骨等受到冷空气的直接刺激。

*** 对着风口睡**

我曾数次强调过，睡眠环境要保持空气流通，但需要注意的是，千万不要睡在风口上。人在进入睡眠时，对环境变化的适应力会降低，在这种时候，对着风睡很可能会因受凉生病。

因此，睡觉的地方一定要避开风口，尤其是头部位置，与门窗应保持一定的距离。

*** 坐着睡**

不少人在学生时代，都有坐在椅子上睡觉的经历。坐着睡往往会致使人的心率减慢、血管扩张，从而加重脑缺氧的情况。因此，有时坐着睡觉后，我们可能会觉得头晕、耳鸣。

*** 相对而睡**

很多夫妻在睡觉时都会相对而睡，这其实是一种不太健康的睡眠习惯。相对而睡，往往会导致双方产生氧气“争夺”，或导致一方经常吸入另一方所呼吸的废气，从而造成大脑缺氧，影响睡眠质量。

*** 不关电热毯睡觉**

在冬天的时候，很多人因为怕冷常常会整夜开着电热毯，这是一件非常危险的事情。

一方面，电热毯质量若存在问题，可能会引发火灾或触电的危险；另一方面，人在入睡时，被窝的最佳温度应该在33℃ ~35℃度之间，相对湿度则应该保持在55%~60%之间。

在这样的环境下，人体皮肤的大量血管都会处于收缩状态，血流量减缓，使身体得到充分的调整和休息。而整夜开着电热毯，则会让被窝内的温度持续升高，从而刺激皮肤血管扩张，导致血液循环加速，影响身体的调整和休息。

6. 饮食助眠：吃得对，睡得香

我最后一次见黄小佳，是在“暴力重塑”她生理节律的一个月之后。她是来跟我告别的，听说她顺利通过了那个她很重视的歌唱比赛的海选，准备到另一个城市去参加集训。

那天她穿了一条黄色的连衣裙，还化了淡妆，整个人看上去比我第一次见她时精神多了。

我们约在第一次见面的餐厅，一边吃一边随意聊天，话题主要还是围绕“睡眠”的问题。

“刘医生，我觉得你特别厉害，自从那天做了那个治疗后，这个月我完全没吃药，睡得可好了！不过，过两天我就要去集训了，也不知道换了环境，会不会又开始失眠……”黄小佳说

着，脸上露出一丝担忧的表情。

事实上，如果条件允许，我当然更希望黄小佳拒绝这次集训机会，继续保持正常的生活规律一段时间。

但很显然，这是不可能的，黄小佳之所以积极配合治疗，就是为了能顺利参加这场比赛。

因此，我也只能给她一些鼓励和安抚，顺便叮嘱她："没事的，只要你保证昼夜节律，该起床起床，该睡觉睡觉，不会有什么问题的。

"另外，你在饮食方面也稍微注意一下，像大蒜、辣椒、油条等辛辣和油腻的食物尽量少吃点，多吃点香蕉、苹果、核桃、牛奶、蜂蜜这一类食品，对你的睡眠情况有帮助。"

在这段时间的相处中，我发现黄小佳特别喜欢吃一些辛辣刺激的食物，尤其爱吃特辣水煮鱼。

晚饭的时候，如果经常摄入这一类比较刺激的食物，会影响我们的睡眠质量。尤其对于患有肠胃疾病，或者前列腺炎、痔疮、皮肤病、肝病、过敏症等的病人，更应该远离这些刺激性的食物。

通常来说，通过蒸煮手段进行烹调的食物，对人体来说相对比较健康一些。

听到我的话，黄小佳赶紧放下刚夹起来的水煮肉片，有些疑惑地看着我，问道："吃什么东西和睡得好不好还有关系？"

"那当然啦！"我笑道，"你吃多少东西，摄取哪些营养，都会对你的睡眠情况以及其他生理机能造成一定影响。

“我以前有一个病人，一直睡不好觉，治了很久都没有效果。后来我发现，他睡不好的原因特别简单，他很喜欢喝可口可乐，加之那段时间天气特别热，他几乎每天都要喝四五瓶冰镇可乐来解暑。可乐里含有咖啡因，咖啡因具有提神作用，所以他一直都睡不好觉。”

黄小佳点点头：“我知道了，接下来的集训对我来说可是很重要的，我得方方面面都注意好才行。”

告别黄小佳后，我再也没有见过她，也不知道会不会某天突然在电视或舞台上看到她的身影。

Part 6

睡得太“深”有多危险

对于将死之人而言，能够在睡梦中死去是最大的福分。

但是对于身体健康的你我来说，睡眠中发生的意外的确令人猝不及防、惶恐万分。所以，如何保证我们在拥有健康睡眠的同时也拥有睡眠健康，是值得每个人思考的问题。

1. 李戈的话：我在睡梦中呼吸暂停

每年3月21日是“世界睡眠日”，今年我们社区举办了一场睡眠宣传活动，免费为社区居民进行与睡眠有关问题的咨询。我那天正好休息，便为大家做了一场关于睡眠健康问题的讲座。

由于时间太过匆忙，我几乎没有做任何准备，但幸好前阵子我被邀请去一所医科学校给学生们做过一次讲座。讲解的内容除了临床医学外，还有一些有关术后关怀的话题，其中就有与睡眠有关的一些问题。所以，对于失眠问题有比较清楚的把握。

很多人都知道，睡眠对人的身体和心理健康十分重要，但对于睡眠，人们依然存在许多错误的认识，甚至大部分人根本不知道如何判断自己的睡眠是否健康、正常。

我之前遇到过一名患者，他被长期的焦虑和忧郁折磨，有时甚至会出现妄想情况。他一度认为自己患了精神病，而经过深入了解后却发现，他的种种情绪问题就是由失眠所引起的。在改善睡眠情况之后，他的种种症状也都随之消失了。

和这位患者相类似的情况并不少见，我遇到过不少存在睡眠障碍的人都意识不到自己存在睡眠问题，他们通常会将睡眠不足所引起的种种生理不适和其他疾病联系到一起，有时甚至盲目用药，进行“自我治疗”。

还有一些人则正好相反，他们对睡眠质量的预期非常高，他们通常会给自己的睡眠状况设定一些“标准”，一旦不达标，就认为自己存在睡眠障碍。

我的一位朋友就是这样，他至少三次因为睡眠问题来找我做过治疗。但事实上，他的睡眠状况比我还要健康。

一提到失眠，很多人的第一反应就是“睡不着”。事实上，睡不着未必就是失眠。睡不着描述的是一种状态，简单来说，就是在某个主观想要睡觉的时候却难以入睡，这叫睡不着。

睡不着的原因很多，比如其他时候睡得太久，身体不需要补充睡眠；或者周围环境不理想，让人难以进入睡眠等。这种状况任何时候都可能发生，但并不是说只要出现这种情况，就说明你存在失眠问题。

对于睡眠时间，很多人的认知也存在一个误区，以为只有每天都睡够 8 小时才称得上睡眠充足。比如我的那位朋友，他就始终认为每天睡不够 8 小时是一种失眠的前兆。

事实并非如此，8 小时只是一个普遍概念，每个人所需要的睡眠时间都有所不同。此外，在不同的年龄段，身体所需要的睡眠时间也会产生一定的变化，因此，“是否睡够 8 小时”并不能作为判断睡眠是否健康的标准。

在向居民们讲解完这些有关睡眠的基本知识后，我给每位来听讲座的人都发放了一份“睡眠质量检测卷”，让大家根据上面罗列出的条款对自己的睡眠质量进行评分。

至于评估内容，前面的章节已经详细向大家讲解过，在这里就不多做赘述了。

讲座刚一结束，一位长得矮矮胖胖，穿着一件打太极时候穿的大褂子，笑起来颇有些像弥勒佛的男子叫住了我：“你好，刘医生，我想咨询点问题，你现在有没有空啊？”

听到他对我的称呼，我想起来了。他叫李戈，大概五十多岁的年纪，刚搬来社区不久，听说是位大学教授，所以社区里的人都称呼他“李老师”。

“李老师，我今天休息，有什么问题要问我吗？走，咱们去社区活动中心聊。”

刚一坐定，李戈就从兜里掏出一个小笔记本，上面工工整整地记了不少笔记，内容就是刚才我在讲座上提到的一些问题。

李戈一边看着自己的笔记，一边说道：“刘医生，我刚才听了你的讲座，讲得很好。我听你提到，随着年龄的增长睡眠也会老化，而且越来越显著。就是说，很多年纪大的人睡眠都会越来越浅，而且慢波睡眠也会越来越少，是吧？”

“对对对，是这样。”我赞赏地看着他，果然当教授的人就是不一样啊，做笔记都这么认真。

李戈想了想，又问道：“那我今年已经快60岁了，又应该怎么去判断——我睡得不好是因为年纪大了，还是因为失

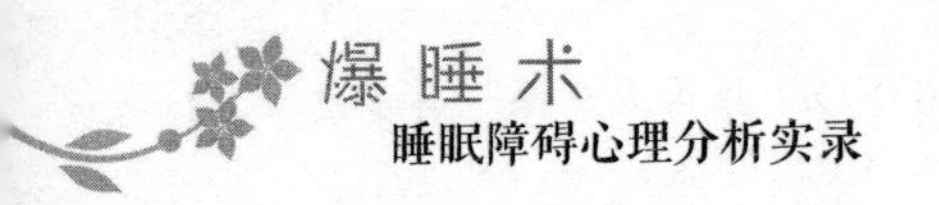

眠啊？”

我回答道：“通常来说，失眠的诊断主要是根据病人的主观诉求来判断的，客观的诊断比较困难，毕竟不可能对每个病人都整夜使用脑电图来进行监测。你先具体谈一谈自己的情况。”

李戈收起笔记本，看着我说道：“我从年轻的时候睡眠质量就不算太好，睡眠轻，夜里容易醒。最近这段时间吧，我感觉自己的睡眠反倒比之前好了很多，一段一段地睡得特别死。虽然有时中途会醒几次，但就是感觉怎么都睡不够，越睡越累，有时候白天打个盹儿，眯一会儿，起来更难受，身上特别重……”

“睡觉的时候如果睡得特别熟，那中间怎么还会醒？你每天晚上睡觉的过程里，大概会醒过来几次？”我迅速抓住了李戈描述中的疑点，疑惑地问道。

“大概会醒个四五次吧，其实我也记不太清楚了。”李戈回忆了片刻，苦笑了两声，继续说道，“我也不知道自己睡得死不死，都是我老婆说的。她说有好几次听着我打呼噜，打着打着没声了，走过来一摸我鼻子下头，连呼吸都没有了，吓着她好几次。后来她发现，我就是睡太死了，把呼吸都给忘了，不用管，过一会儿自个儿又会继续打呼噜了……”

听完李戈的描述，我皱了皱眉，严肃地说道：“李老师，您这个问题可不是单纯的失眠，你很可能患上了睡眠呼吸暂停综合征。”

2. 睡眠呼吸暂停是因为睡得太好？

在前面的章节中，我曾数次强调过深睡眠带来的好处。

但在现实生活中，很多人对“深睡眠”其实都存在误解，就像李戈这样，不少人会把“叫不醒”“梦游”“尿床”，甚至是“暂停呼吸”等睡梦中出现的非正常现象，都归结于睡得太“死”，但事实并非如此。

我们对睡眠深度的描述，主要是根据不同睡眠阶段的脑电波状态进行划分的。当我们处于慢波睡眠状态时，由于大脑进入深度休息期，此时睡梦中的人确实会比平时更难唤醒，而醒来之后，也需要一段较长的时间来恢复意识。

但需要注意的是，一个健康的睡眠者在深睡眠状态时，应该是平和而放松的，绝不会因为睡得沉而出现这些异状。

人体的运作方式在白天与夜间有较大差异，以呼吸为例，在一天过程中，由于控制呼吸的机制在我们处于清醒状态和睡眠状态时运转方式会有所不同，因此呼吸也会有所不同。

当我们从清醒状态进入睡眠状态时，身体机体对生命机能的有意识控制也会逐渐减弱。在这个时候，呼吸控制会变得较为被动，体内气体交换反应的稳定性也会被削弱。

当我们处于睡眠中时，由于某些影响因素，会使呼吸质量有所不同。当这些因素使我们在睡眠中出现呼吸周期性中断的情况时，我们就将这种症状称为呼吸暂停综合征，而这也正是李戈所出现的睡眠问题。

睡眠时，呼吸中断对睡眠质量有非常大的影响，通常会引起失眠，并导致日间出现嗜睡情况。同时，呼吸的暂时中断，还可能伴发血氧水平的明显下降，对睡眠者的心血管健康和大脑功能具有严重的潜在危害。

若长时间被这种症状困扰，还可能导致我们在睡眠后的觉醒期内，出现认知能力显著减弱的现象。

一般来说，睡眠者在睡眠中出现完全停止呼吸至少 10 秒钟以上的状况时，就可以被定义为“呼吸暂停”。而当睡眠者在 1 小时的睡眠时间中出现至少 5 次以上的呼吸暂停情况时，则能被诊断患有睡眠呼吸暂停综合征。

我曾遇到过一位病情较为严重的患者，他在睡眠中，1 小时内呼吸暂停的次数最多高达 30 次。

患有睡眠呼吸暂停综合征的患者，通常都会伴随日间嗜睡的情形，而随着时光的流逝，这种感觉只会越来越强烈。

但即便你在白天进行小睡，也无法缓解这种嗜睡感。甚至有相当一部分患者在白天进行小睡时，由于睡眠中仍旧出现呼吸中断的现象，只会感到更加疲惫。

呼吸的中断会导致机体内的血糖水平下降，并让患者不断从睡梦中醒来，这会极大损害患者的睡眠质量。因此，在这一病症的折磨下，很多因失眠而引发的问题也会逐渐显露出来。

除了日间嗜睡之外，最为典型的就是一系列的认知障碍。比如记忆困难，注意力难以集中，工作效率低下，警觉性明显降低等。

睡眠呼吸暂停主要有两种类型，即阻塞性呼吸暂停和中央呼吸暂停，通过诊断筛查，通常就能确定患者是属于哪一种呼吸暂停类型。

通常来说，“纯”病例是极其罕见的。多数情况下，存在这一问题的患者，要么同时具有两种类型的呼吸暂停情况，要么就是其中一种类型占主导地位。

阻塞性呼吸暂停的具体表现是：患者一直在努力进行呼吸，但呼吸道中却没有空气循环，即气道因某种原因被阻塞；中央呼吸暂停的具体表现则是：患者没有出现明显的努力呼吸情形，其肺部也没有气体进入。

其中，阻塞性呼吸暂停的情况要比中央呼吸暂停常见得多。

在我具体解释睡眠呼吸暂停综合征的过程中，李戈的脸色变得越来越凝重，过了很久才沉重地问了句：“刘医生，我这病……严重吗？会不会真像我老婆开玩笑说的，睡着睡着就……睡死了？”

我愣了一下，这才意识到，大概是我向他讲述了太多理论性的解释，以至于让他云里雾里的同时，也在他心中夸大了这

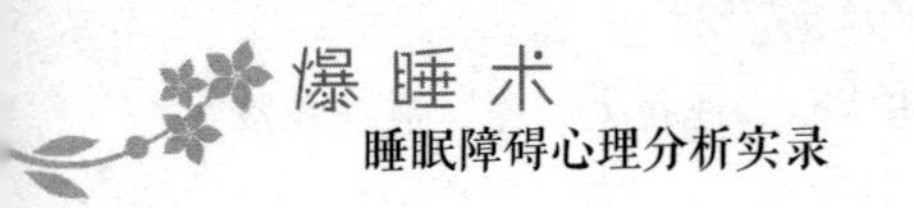

一病症的严重性。

我笑了笑，赶紧安抚他道："当然不会，这种病症没有你想的那么可怕。当然，我们也必须足够重视它，毕竟这种状态长期持续，会对我们的生活和工作造成很大影响。"

见李戈的表情渐渐缓和下来，我接着说道："你刚才提到，说白天常会出现嗜睡的情况，因此你的症状很可能主要是阻塞性呼吸暂停，所以我建议你采取一些措施来控制一下你的体重。"

听了我的话，李戈有些尴尬地摸了摸自己的肚皮，开玩笑似的说道："难道是因为太胖，脂肪把呼吸道都给堵了吗？"

"其实，也可以这么理解。"我笑着解释道，"我们在睡觉的时候，口咽部的肌肉张力会降低。很多肥胖的人，从外观上就能看到，脖子显得比较短粗，脂肪的堆积通常会使气道因受到挤压而变得比较狭窄。

"当口咽部肌肉的收缩不能保证气道开放的时候，在我们的上呼吸道里就会形成一个或者多个堵塞，就是这些堵塞，导致空气无法进入我们的呼吸道里。所以，即便我们在做呼吸的动作，但呼吸道里却没有空气在循环。

"另外，喝酒或者服用安眠药等有催眠作用的物品，也都会让我们口咽部肌肉的张力下降。所以一定要注意，尽可能避免摄入含有催眠物质的食品，以免加重病情。

"当然，减肥减脂，控制体重才是根本。据统计，有近四分之一的肥胖者都出现过这种睡眠呼吸暂停的情况，其中有相当一部分人在减肥之后，根本不需要做任何治疗就能够恢复正常。"

李戈深吸一口气，苦笑道：“看来我要暂时和最爱的红烧肉说再见了……真没想到，肥胖不是病，胖起来真能要人命啊！”

我点了点头，一边在本子上记录下李戈的情况，一边向他建议：“虽然从你的表征上来说，初步可以判断你的情况很可能属于我刚才说的阻塞性呼吸暂停，但我还是建议你到医院去做一做详细检查，看看你的心脏情况。另外，再排查一下神经系统方面的疾病，以及糖尿病。

“这些疾病通常和中央呼吸暂停综合征有着密切关联。再说了，到了你们这个年纪，按时做一些身体检查也是很有必要的。另外，在睡觉的时候，最好不要用仰卧的姿势，当你仰卧时，最容易发生呼吸暂停的现象。”

李戈为难地看着我，低声道：“刘医生，我也想遵医嘱，可问题是，我都睡着了，哪里还能知道自己是怎么睡的呀？”

确实，一个睡着的人，怎么可能控制自己的睡姿呢？即便入睡时候是侧卧，在睡眠过程中也随时可能变回仰卧的状态啊！

我突然想到之前有一个类似情况的患者所采取的一种方法，于是说道：“你可以尝试让张阿姨帮你在睡衣背后缝上一个高尔夫球，这样你只要一仰卧，就会被球硌到，自然会变回侧卧了。这是我的一位患者曾经想出来的办法，非常有用。”

3. 警惕鼾声如雷

在社区活动结束后差不多两个月的某一天，我妈突然带回来满满一麻袋土特产，说是张阿姨从老家带来给我的，感谢我给李戈“治”好了病。

我这才知道，原来那天李戈咨询完回去之后，张阿姨就强行让他去学校请了一个半月假，直接和他一块回乡下老家了，就干一件事——减肥。

第二天早上，我出门上班，一下楼就和李戈夫妇面对面碰上了，李戈正苦着脸，穿着一身运动装被张阿姨逼着跑步呢！

前一秒张阿姨还一副疾言厉色的样子，一见着我，立马就笑眯眯地走了过来，朝我招呼道：“刘医生，今天这么早啊？”

我冲他们笑了笑：“张阿姨，李老师，你们也挺早的啊！”

“不早不行，看看他那身体！”张阿姨说着转头瞪了丈夫一眼，随即又冲我笑道，“说起来真的要好好谢谢你，要不是你，我还天天惯着他，让他吃得跟猪似的呢！

“说起来，刘医生你真厉害。我照你说的办法，给他的后背缝了个高尔夫球，又逼着他天天运动、节食，他现在睡得比之前好多了，打呼噜的声音也小了不少，我都好长时间没能像现在这么安静地睡过觉啦！上个月回乡下，瘦了 10 斤，我监督的！”

看着张阿姨那骄傲的样子，再看看李戈明显小了的大肚腩，我忍不住笑了起来，心里也不由得感叹：李老师真是好福气啊！能娶到个漂亮又关心他的好老婆。

说起打呼噜，我想到一件特别令人哭笑不得的事情。

之前，我治疗过一名同样患有睡眠呼吸暂停综合征的患者，他打鼾的声音特别大，常常吵得他老婆睡不着觉，最后夫妻俩都出现了失眠问题。

无奈之下，他老婆和他开始分房睡。可即便如此，有时候他的鼾声还会“穿透”卧室墙壁，把他老婆从睡梦中惊醒。

有一天晚上，他老婆又被如雷般的鼾声吵醒后，怒气冲冲地跑到他的卧室，给了他胸口一拳，打得他胸前青紫了一大片，两人差点儿因为这事闹离婚。

打呼噜是一种十分常见的现象，就一般人群而言，会打呼噜的人高达 10% ～ 30%。其中，有习惯性打呼噜状况的男性大概有 9%，而女性大概有 3.6%，这个比例并不算低。

因此，很多人都将打呼噜看作是一种非常正常的现象，哪怕是已经发展到影响正常生活了，大部分人也只把打呼噜看成是一种“坏习惯”而已。

如果你仔细观察过打呼噜这一现象的话，就会发现，睡眠者打呼噜，其实是在用口代替鼻子呼吸——在吸气时，气流通过振动口腔后上方的软腭，便会发出我们听到的呼噜声。

其实，这是一种非常不健康的睡眠状态。

之前我在总结不良睡眠习惯时强调，在睡觉时用嘴巴呼吸非常不卫生，不仅容易吸入过多的灰尘、病菌，在相对干燥的秋冬季还可能刺激呼吸道黏膜，发生感染。

此外，国外的一些调查资料还显示，打呼噜和高血压以及脑梗塞的发生有一定关系，如果患有冠心病，打呼噜甚至还存在着致死的风险。

据统计，有打呼噜习惯的男性，发生高血压和脑梗塞的危险比从不打呼噜的男性高出 1.94 倍和 11.3 倍。而有打呼噜习惯的女性，则比从不打呼噜的女性分别高出 3.19 倍和 3.8 倍。

所以，当你发现自己有打呼噜的习惯时，应该重视起来，及早找到打呼噜的根源。

之前说过，打呼噜其实就是用嘴巴代替鼻子呼吸而发出的声音，因此很多有打呼噜习惯的人，通常都患有鼻炎、鼻息肉等鼻腔疾病。当然，也有部分人是从小养成的不良习惯。

此外，肥胖人打呼噜的比率要远远高于正常体重的人。

这是因为，当我们进入睡眠状态之后，口咽部的肌肉张力会减弱，肥胖者由于脂肪组织的挤压，会导致气道相对狭窄，一旦口咽部肌肉张力不足以支撑气道扩张，就可能会产生一个甚至多个阻塞点。

在这种情况下，呼吸就会变得非常困难，一旦鼻腔无法提供给机体充足的氧气，嘴巴就会主动来“帮忙”，这和阻塞性睡眠呼吸暂停的成因是一样的。

因此，很多患有阻塞性睡眠呼吸暂停综合征的患者，通常都伴随着严重的打呼噜状况。

当然，并不是出现打呼噜的情况就说明你的睡眠不健康。很多时候，一些睡觉姿势可能会对我们的呼吸道产生压迫感，从而导致鼻腔呼吸不顺畅，此时也会出现短暂的打呼噜现象，只要换个姿势即可平息。

因此，偶尔出现打呼噜的情况并不奇怪，但如果打呼噜变成一种习惯，就应该引起重视了。

既然打呼噜不是健康睡眠的常态，那么，自然有相对应的治愈方法。其关键就是找到问题根源，然后再对症施治。

如果你是因为某些鼻腔疾病而导致打呼噜，那么可以到五官科就诊，寻求帮助；如果你是因为肥胖而导致睡眠时呼吸不畅通，那就立即投入减肥大军，控制好你的体重。如有必要，可以考虑进行外科手术；如果你是自小养成的不良习惯，那么就赶紧制定计划改变这种习惯。

不要小看打呼噜，它不仅对你的健康存在严重的威胁，对你的婚姻生活也会产生严重影响——不是所有人都能像李戈一样幸运，找到一位能够容忍自己鼾声如雷的伴侣。

在现实生活中，因为伴侣打呼噜而要求离婚的事情不在少数，美国甚至已经在法律上承认：鼾声干扰是婚姻生活中的一种残酷折磨，并准许因这一理由而提起的离婚诉讼。

4. 来自深睡眠下的恐惧

人们对很多睡眠问题都存在认知误区，比如李戈所患有的睡眠呼吸暂停综合征，不管是他自己还是他的妻子都以为，在睡眠中呼吸暂停是因为睡得太沉。

好在李戈的症状并不严重，且得到了及时的治疗，否则，耽误下去很可能会引发更多棘手的问题，比如睡行症。

说到睡行症，相信大家并不陌生。但客观来说，很多人对这一病症同样存在许多误解，甚至因此还产生了不少奇怪的传闻。

关于睡行症的传说非常多，甚至于不少恐怖故事、侦探小说中也有大量关于睡行症的描写。

不过，大多数人对于“睡行症”三个字缺少正确的观念，还好，它还有另一个不太准确、但让人耳熟能详的名字——梦游症。

为什么说梦游症一词并不准确呢?

从字面意思来看，梦游症给人的印象就是，人在睡梦当中无意识的游荡，甚至不少梦游者的行为，都是根据其梦中的行动进行的。

但是，实际上梦游症发生于慢波睡眠第三、第四期深睡阶段，处在这一阶段的人是不会做梦的。所以，睡行症或者睡游症是更加准确的说法。

不少人对于睡行症都敬而远之，认为这种疾病不仅可怕，而且诡异。实际上，睡行症的发病率并不少见，根据日本的一项调查，睡行症患者可以占到总人口数量的1%~6%。

睡行症的高发人群主要是儿童，根据美国的一项调查资料，曾有15%~20%的儿童曾经患有睡行症。

过去，人们对于睡行症的了解很少，加上许多文学作品中对睡行症进行了妖魔化，因而对于睡行症，部分人不愿去求医问药，而是去求神拜佛，认为是妖魔附体、鬼神作祟。

也有些人不相信鬼神，却认为睡行症是一种不治之症。其实，睡行症只是一种常见疾病，并不可怕，也并非无可救药。

从医学的角度来解释，睡行症只是一种特殊形式的睡眠障碍，发作时间是在患者入睡后的1~3个小时。与传言不同的是，睡行症患者大多数都会睁开眼睛，伴随着茫然的表情、迟缓的动作，开始漫无目的的行为。

比如，大多数睡行症患者都会茫然地走来走去、喝水、吃东西、上厕所、翻找物品，极少数患者会有奔跑、跳跃、哭喊，或者走出家门重复自己白天的某些行动的症状。

这类患者会重复一些日常做的简单的事情，但是对于身处的环境却没有一个正确的认识——尽管大多数患者都会躲开电线杆、沟壑等危险的障碍，但还是有少数患者走入危险场地，或者无意识地做出一些危害他人的行为。

睡行症一般会重复发作，并且在发作时会有一定的行为模式——与之前的行为大致相同，就算是走出家门，每次去的地方和路线也都是一样的。

睡行症并不像人们想象的那么危险，大多数患者如果没有被别人叫醒，一般会在几分钟或者半小时左右结束睡行，自己回到床上睡觉。

也有少数患者不会回到床上，而是找一个自己认为安全的地方继续睡觉。但无论是在哪里睡，第二天醒来的时候都不会记得前一晚的行为。

那么，睡行症究竟是怎样发生的呢?

根据研究患者的脑电波来看，睡行症患者发病时，就如同婴儿睡眠时一样，突然产生阵发性高幅波形，这表示患者的中枢神经系统可能还未发育成熟，或者当时患者的中枢神经系统并不具备完全的功能。

中枢神经系统尚未发育成熟多数见于儿童患者，而成年人患者，主要是因为中枢神经在睡眠中遭受了某种干扰。

如果我们对比睡行症患者的行为和正常人在慢波睡眠中被唤醒的情况，会发现两者之间非常相似：双方都要有一段时间的迷茫才会清醒。迷茫的时候，正常人也会做出各种漫无目的的行为，并且在清醒以后都会对自己刚才的行为毫无印象。

这一情况在儿童当中更加明显多见。

睡行症之所以被认为是鬼神作祟，还有另一个原因：许多之前从未发病的青少年，在换了一个环境后，就会开始出现睡行症的症状。

这种情况说明，睡行症除了与中枢神经的功能不完全有关外，还可能与心理因素有紧密关系。

除了这些因素之外，引起睡行症的因素还有精神紧张、发烧、流感、呼吸道疾病、癫痫以及服用精神类药物。

对于疾病，相比于治疗来说，预防更加重要。

我们之前提到过，睡行症更多发生在儿童身上，而男孩患上睡行症的概率要高于女孩。一些性格活泼、想象力丰富的女孩身上也会有睡行症的情况出现，如果次数不多，只是偶然发作的话，并不能认为是病态的。

睡行症患者多数是在 4 岁左右开始发病，发病的频率大约是每周一次，并且伴有尿床和夜惊的症状。大多数人在 12 岁左右症状会自行消失，并不需要进行特别治疗。

但是如果到了 8~15 岁发病，并且每周发病的频率超过 3 次，那么就要进行系统的治疗了。否则，成年以后可能还会持续发作。

对于睡行症的防治，要从心理、药物、精神和环境等多方面进行考量，过度熬夜、长期疲劳、服用催眠药物、饮酒等，都会诱发睡行症。

从心理层面来讲，消除患者的恐惧、紧张或者焦虑的心理，对睡行症有良好的改善作用。

如果发现患者发病，尽量不要叫醒患者。虽然不像传说中被叫醒以后会突然死亡，但是强行叫醒患者，会让其在严重的意识模糊和惊慌失措当中兴奋、躁动，最好的做法是将其拉回床上继续睡觉。

如果睡行症患者在发病后不分场合地倒地就睡，或者是成年以后才发病，那么则需要去医院的精神科进行治疗。

5. 睡眠与疾病

看见这个标题，相信不少人都能说出几样由于睡眠问题而引发的疾病，但是人们往往想不到，睡眠问题所引起疾病的严重性要远远超过你的想象。

早在一百多年以前，英国人芬雷逊就发现了一个可怕的规律，那就是：许多慢性病人都是在早上 4~7 点钟这个时间内死亡的。这说明了许多疾病都是在人睡眠的时候恶化的，如果我们能够增强夜间对病人的看护，就可以减少许多意外发生，拯救许多生命。

癫痫是神经系统最为常见的疾病之一，国内的发病率低于国外，约 0.75%~1.75%，而国外则高达 3%~7%。

癫痫的发作有多种情况，其中最为严重的大发作通常被称为羊癫风——发病时患者会发出尖叫，听起来类似羊叫，因此而得名。

在发病时，患者会突然昏迷，双眼上翻，肌肉僵直，牙关紧咬，在几秒以后，全身开始有规律地抽动，口吐白沫，甚至会咬破自己的舌头。这种发作情况并不会持续太长，一般在几分钟之内患者就可以清醒。

小规模的发作也叫失神发作，发作时患者会有短暂的意识丧失，发作以后数秒后意识就会恢复，往往旁人没有发觉就已经结束了。

精神运动型发作，这是一种突然发作的精神行为异常，持续时间只有几分钟，但是危险性却不可小觑，经常会在短短几分钟内造成巨大的危害。

局限性发作，只有局部会发生抽动，危险较小。

癫痫的发作有着多种多样的诱因，比如，过度疲劳、困倦、紧张、饥饿等情况都可以引起癫痫的发作。

根据大量的临床试验，发现 50%~60% 的癫痫病人脑电图异常。但是这些病人在夜晚睡眠时，脑电图异常会上升到 80%~90% 之高。因此，癫痫更容易在睡眠时发病，甚至有不少病人只在睡眠时发作才会有生命危险。

这种研究对癫痫患者的治疗有着重要的指导作用，对于睡眠时发病的病人，使用睡前的一次性癫痫药物，效果要更好。

另一种与睡眠息息相关的疾病是心律失常。

1969年医学家对心肌梗塞患者进行了睡眠时的心律监测，发现这些病人的心脏收缩在由清醒到第1阶段，以及从第1阶段到第2阶段时最容易发生。从整个睡眠阶段来看，凌晨2~6点是心肌梗塞等心脏疾病最为高发的时段。

病态窦房结综合征是一种可怕的疾病，患者经常会出现心脏停跳的情况，如果在睡眠中发作，病人很容易猝死。根据长达一个月的临床监控，发现半数以上的病人会在夜间频繁地出现5秒以上的心脏停跳，并且集中在1~3时和5~6时。

根据睡眠知识我们可以知道，这两个时段是睡眠的第2阶段和REM睡眠阶段。

REM睡眠与心绞痛的发作也有密切的关系，在临床试验当中，有82%的心绞痛发病是在REM睡眠期间。

根据医学专家分析，REM睡眠期间交感神经是最为兴奋的，这种状况极大地增加了心脏的负荷，氧气的消耗量也会大大增加。REM期间动脉血的氧分压也会增加，这是深呼吸所带来的，对正常的心肌供养非常好。但是对于心绞痛患者来说，会引起冠脉血管痉挛，让缺血的心肌更加缺氧。

心绞痛患者，不论是有效睡眠时间，还是深睡眠时间都要远远短于常人，因此，必要的休息对于心绞痛患者非常重要。

心衰也与睡眠有很重要的关系。

心衰也被称为心功能不全，分为左心衰和右心衰，其中左心衰更加常见。左心衰患者一般会全身水肿、肺部水肿、呼吸困难，这种情况也被称为心源性哮喘。

心源性哮喘在劳累时会更加严重，如果不能得到很好的休息，在熟睡 1~2 个小时后，病人就会被憋醒。

在睡眠期间，神经会比平时兴奋，冠状血管的收缩会导致心肌缺血缺氧，平躺时回心血量会增加，这就会加重心力衰竭。REM 睡眠会让交感神经病更加兴奋，心率加快、血压上升，让心脏难以承受，导致出现心源性哮喘。

脑血栓也叫作中风，会造成患者半身不遂、失语等情况。作为一种常见的脑血管疾病，脑血栓形成的诱因主要是血流缓慢和血压下降。

在睡眠期间，血压会比平时降低，血流也会明显减慢。这主要是因为，睡眠时脑活动明显降低，代谢也开始减慢，脑部的血流变得更加缓慢，血液中的血小板等物质因为血液流速减慢，很容易会附着在动脉内膜上，阻塞血管，形成血栓。

脑血栓患者多数都是在一觉醒来以后，发现自己半边身子不能动，出现口歪、眼斜等情况。

为了避免这种问题，高血压病人应该避免在睡前服用降压药。因为降压药和睡眠的双重效果，很容易因降低患者的血压形成血栓。

小计量地服用阿司匹林，可以很好地抑制血小板凝固，阻止形成血栓。

根据我的临床经验，心脏病病人在手术后经常会出现精神障碍——在手术后的 2~3 天，病人不会出现什么异常，表现为意识清楚、精神正常。但是 4~5 天之后，一些病人会出现幻觉。

这种情况并不严重，大多数病人在几天之内就可以恢复。少数病人精神错乱较为严重，持续时间也很长。不少人将这种情况归咎于病人长时间使用机器呼吸，影响了正常睡眠。

通过电脑的监测，病人因为心脏手术和手术后的检测以及呼吸、循环控制系统，导致睡眠中的 REM 阶段，甚至第 3 阶段和第 4 阶段完全消失。当一个正常人连续数日被剥夺 REM 睡眠时，出现幻觉、妄想等精神错乱也就顺理成章了。

阻塞性肺病也是睡眠中发作更加严重的疾病。健康的成年人在进入睡眠时，肺部的通气量会明显降低，动脉当中的氧含量会随之降低，二氧化碳则开始升高。

这类病人受到的影响更加严重，他在睡眠时动脉血的氧气饱和度可以降低到 42%~52%。对于阻塞性肺病患者，睡眠时吸氧是非常重要的。

Part 7
非典型失眠者z先生

有人坚信，成功人士的睡眠更好，朋友圈也经常有人发布类似于“为什么越是精英睡的时间越短？”之类的文章。

人们之所以相信这个理论，是因为有许多成功人士的真实例子证明了这一点。

但是，在你也选择相信之前，我希望你能思考几个问题：哪些“成功人士”每天只睡4个小时？这样的“成功人士”出现过几个？有多少“成功人士”每天睡7个或9个小时？

如果你用心去解答这个问题，相信你对这种理论会有自己的认识。

1. Z 先生的话：我不是睡不着，是醒得太早

本书即将进入尾声，关于睡眠问题所引发的各种典型案例，我也讲得差不多了。

在之前的几章里，我给读者传达了这样一个理念：睡得好，更成功。当然，这里的“成功”并不仅仅是指拥有更好的事业、更多的收入。

我认为改善睡眠带给人最大的成功是——以此为契机，发现、塑造更好的自己，也会迸发出自我控制、自我调整甚至是自我改良的信念。

这是花多少钱都买不到的。

说到这里，可能有些喜欢抬杠的朋友会问：“你说睡眠好，更成功，那么是不是也可以反过来讲——越是成功的人，睡得就越好。”

对于这个问题，我的答案是：NO！

根据我的观察发现，虽然大部分成功者都拥有良好的睡眠，但是，成功者存在睡眠问题的概率却比普通人还要高。我曾与一位有睡眠问题的成功者打过交道，他就是 Z 先生。

本书案例涉及的所有主人公，用的都是化名，Z 先生也是化名。如果我说出 Z 先生的真名，有些读者肯定听说过他，尤其是对于某些行业的读者而言，这个名字用如雷贯耳来形容可能并不过分。总而言之，他是那种无论从哪个方面定义，都可以被归类到成功者行列中的人。

某日，Z 先生的助理找到我，说 Z 先生也许需要一位医生的建议，尤其对于睡眠状况提出一些建议，希望我能有时间与 Z 先生谈一谈。

说实话，初见 Z 先生时，我的内心稍微有些忐忑。我不知道以 Z 先生的见识和博学，是否可以接受一位医生的建议。

我直接问："我有什么能帮您？"

Z 先生很客气，他说："一直以来我的睡眠很成问题，甚至严重影响到我的身体状况，想请您帮我调整一下。"

接下来，他就把自己的情况很仔细地介绍了一遍。

我不知道各位读者想没想过这样一个问题：按道理说，晚上熬夜和早上起床都是在对抗来袭的睡意，二者之间差别不大，可对于大部分人来说，熬夜的时候不会觉得痛苦，早上起床就会觉得非常痛苦。

有种理论说：晚上睡不着，是因为不敢轻易结束庸庸碌碌的一天；早上起不来，是因为没有勇气面对崭新的一天。这种说法虽然有着浓浓的"鸡汤"味，但是也包含了一些心理学道理。

一般而言，庸庸碌碌、充满焦虑的生活，容易让人晚上失眠，这也是我所遇到的大部分患者形成睡眠障碍的原因。但是Z先生的问题却恰恰相反，他之所以睡得少，主要是因为起床早。

在过去很长一段时间里，Z先生每天只睡三四个小时。他工作很忙，每天要忙到很晚才睡觉，但是并没有晚上睡不着的状况，入眠很快。问题是，每次睡到三四个小时的时候，他就会从睡眠中醒来。

其实，大部分人都是如此，半夜会习惯性地醒来一次，起夜或稍微酝酿一下，接着便又睡着了——但Z先生是醒来就睡不着了。

Z先生之所以醒来就睡不着，是因为他每次只要一醒来，就觉得这崭新的一天还有很多比睡觉更“享受”、更重要的事情要做。

就这样，Z先生成了一个典型“少睡更成功”的典范。

Z先生说：“以前，我觉得自己的睡眠状况没什么问题，而且，我身边很多事业有成的朋友都和我一样，每天睡得很少，所以我也把这种生活视为常态。

“但是，前不久我被检查出糖尿病。医生告诉我，可能和睡眠不足有关系，所以，我才意识到自己可能需要调整一下作息时间，这才找到你。”

我问Z先生：“您之前睡眠那么少，会不会时常感到困？”

Z先生想都不想，立即说：“不困，而且我曾经以此为傲，认为自己拥有过人的精力。但现在，有时候我会想：这算不算一种毛病呢？”

我想了想，换了一种问法："那您之前有没有感觉到非常困的时候？"

Z先生也想了想，说："有，就是每个项目完成的时候，我会在内心里给自己放一两天假。说也奇怪，那段时间就会非常困，几乎每天的睡眠时间都能超过10个小时。但是只要开始新项目，这种感觉就消失了。"

Z先生说完这番话，我对他的情况已经有了一些基本认识——首先我可以确定，他不属于那种"天生觉少"的人群。天生觉少，是因为基因与常人有所不同，具体来说是一种叫"DEC2"的基因发生了变异。

最早发现这个秘密的，是美国加利福尼亚大学神经学系的何英。他在2009年8月14日的《科学》杂志上发表文章称，由DEC2基因编码的蛋白上的一个氨基酸发生替换突变会导致人睡眠少。就是说，普通人每天需要睡够7~8个小时，而这些"基因变异人"只需要睡6个小时甚至更短的时间就足够了。据统计，大约每100个人中，会有一个这样的人。

我之所以断定Z先生不属于这类人，是因为他说每当项目结束之后，会进入一个睡眠活跃期，每天的睡眠时间超过10个小时，而那些天生觉少的人，是不会这样的。

那么，Z先生为什么平时睡得那么少？分析一下原因，很简单，就是因为他的成功欲激发了他的意志，这种意识足可以对抗睡眠的冲动。

有人说：成功就是最好的兴奋剂。对于成功者而言，可能外人看来他是在没日没夜地苦干，但其实他是在享受工作的滋养。因为工作对于他而言是一种享受，所以他可以很容易地调动起自己的意志力，来对抗一切有碍工作的因素，其中也包括睡眠。

于是，我对Z先生说："首先，我对您表示尊敬，因为您有超强的意志力，这肯定也是您成功的一个因素。其次，我现在初步断定，您之所以睡得少，而且还不困，不是因为您天生睡眠少，而是因为您的事业心和意志力抑制了自己的睡眠冲动。"

"睡眠冲动？"Z先生有些迷惑，问道，"难道人想睡觉不是因为他困了，而是这个睡眠冲动在起作用？"

我点点头，说："是的，所谓睡眠冲动，用通俗的话来讲可以理解成睡意。我们的睡意不是突然间爆发的，而是在一整天的时间里不断积累的。正是由于不断积累的睡眠冲动导致了人感觉到困，而不是因为困才产生了睡眠冲动。"

Z先生说："那你的意思是说，我没有办法正常积累睡意？"

我摇摇头说："不是您没有办法积累睡意，而是您的意志从一开始就在对抗睡意。

"对于一般人来说，早上起来最清醒，然后每过一段时间，他的精力就会被消耗一部分，睡意便增加一分，直到晚上再也熬不住了，便沉沉睡去。您在工作的时候，是不是很少感觉到累，很少觉得自己应该放下手中的工作去休息？"

Z先生点点头，说："是的。可是我之前已经说过，我不是睡不着，是醒得太早。"

我回道："其实是一回事儿。睡眠本身是个释放睡意的过程，大部分人在睡意没有完全释放的时候，是很难清醒过来的。但是您却可以，这是因为您的意志克制了睡意。"

Z先生说："这样啊，我还是第一次听说有这回事，看来关于睡眠这件事一般人还是了解得太少。那你说，我这种问题该怎么处理呢？"

说实话，当时我还没想好该如何具体解决Z先生的问题，因为他的情况跟我以前所处理的所有案例都不同。

我一直坚信一件事情，那就是正确的、高效的工作方式需要健康的睡眠作为支撑——一个人连觉也睡不好，每天浑浑噩噩的，谈何效率？谈何创造力？

但是，Z先生这个案例颠覆了我的认知，他虽然长期处于缺觉状态，却依然能保持着极高的工作能力。如果不是因为睡眠问题引发了糖尿病，或许他根本不会意识到缺觉这件事情会给身体带来负面作用。

睡眠不好或太少的人，都容易患糖尿病。

瑞典的研究人员曾经对8000名健康人做过长达10年的跟踪调查。10年之后，8000人中有500人患上了糖尿病，而这些人中，大多数存在睡眠不足的问题。

这是巧合吗？绝对不是！

医学研究表明，睡眠不足可能会导致碳水化合物的代谢和激素的分泌异常，这两个原因会增加患上糖尿病的风险。

Z先生告诉我，当医生告诉他患上糖尿病的原因与睡眠不足有关时，他的确有些怀疑，但又不得不信。他问我："如果改善了睡眠，对于我的病情是不是也会有一些帮助？"

我点点头，说："那是肯定的。别说像您这样因为睡眠不足而引发的糖尿病了，就是那些因为其他原因患上糖尿病的患者，也要重视改善睡眠。"

Z先生又问我："那你说说，我怎么才能够让自己的睡眠回归正常？"

我想了想，说："Z先生，您的具体情况有些特殊，我觉得我应该先想一想，然后再制订出一个解决方案。这样吧，三天后我再来，到时候咱们再谈具体的方案好不好？"

Z先生表示同意，我暂时离开了Z先生的"主场"。

2. 成功者与睡眠时间

一般来说，对于职业男性的失眠问题，解决的手段比较简单，主要有以下几个方面：

一、限制白天的睡眠时间，尽量避免午睡，把一天的"睡意"都累积到晚上爆发出来；

二、加强自我调节，应用一些心理学手段加速入眠；

三、保持良好的卧室环境，除了卫生环境要好之外，还要避免噪声污染和光源污染；

四、规律睡眠，强制性规定上床睡觉和起床的时间；

五、一旦上床，绝不做与睡觉无关的事情，比如看手机、看书、看电脑等事情，全部都要停止。

通过这五个方法，然后再辅以心理干预措施，一段时间之后睡眠问题可以得到初步改善，并养成良好的睡眠。

但是眼下看来，这五个方法对Z先生的作用可能并不大。他本身就没有白天睡觉的习惯，所以第一条方法意义不大。他的主要问题不是失眠，而是主动减少睡眠时间，所以第二条方法也没意义。至于改善卧室环境、规定强制性的睡眠时间和睡眠习惯，可能会起到一些作用，但这并不是解决问题的关键。

关键在于，要瓦解Z先生主观上的“少睡更成功”这个执念，不过，这可能不太容易。

我想起有个朋友曾经给我讲过的一件事情：

他一直以为，他的大领导属于那种少睡多干的典型，因为他经常看到在很晚的时候，领导的办公室里还亮着灯。他也经常以此自我安慰：“领导虽然成功，但生活却过得太累。我虽然只是个普通员工，但好在轻松自在。”

直到有一次，他得到了一个进入领导办公室的机会，从此，他的那种观念就彻底打消了。因为他看到：领导的办公室比他住的房子还大，里面还有一个超大的卧室，床垫都是进口的，估计一张都要数万元。

后来这位朋友对我说："那时候我才知道，什么成功人士只睡几个小时都是骗人的，因为他们可以在办公室里、飞机上、专车上给自己创造良好的睡眠条件，随时随地好好休息！"

这虽然是个小小特例，但也足以说明，所谓成功者睡得更少的说法，其实是旁观者的错觉，不足为信。

不知道各位有没有这样的体会，如果想去说服、影响一个人，很多时候不仅仅取决于你说的话、讲的道理是否正确，更取决于你与被说服人的"位置关系"。

意见就如同是水，高处的水流向低处很容易，低处的水流向高处则很难。马云给一个普通人讲什么道理，普通人都能很容易接受，而一个普通人想要说服马云，难度肯定要大得多。

更为关键的是，这世界上确实存在着一些睡眠较少的成功人士，而且他们也坚信睡眠少是自己的竞争力之一。例如：托马斯·爱迪生是全球知名的发明家，据《纽约时报》报道，当时他每天只需睡 3~4 个小时，他将睡觉描述为"人类原始时期的遗物"。

关于他的这番话，我坚决不认同。一个人一天睡 12~14 个小时虽然是不健康的，但是如果所有人都睡 3~4 个小时，那么后果将会更加严重。

除爱迪生之外，比较著名的睡眠少的成功者还有几位。比如说苹果公司总裁库克，据传，他每天只睡 4 小时。这件事情广为流传，是因为央视记者在采访苹果 iOS 应用前主管尼汀 · 加纳特拉时，对方说：“库克每晚的睡觉时间只有 3~4 个小时。”

另外，丘吉尔和撒切尔夫人也是著名的少睡眠人物，他们每天也只睡 4 个小时左右。

正是因为有这些人的存在，所以很多人会认为，“睡得少，更成功”是真理。

但事实上，我曾经对成功人士的睡眠状况做过一个统计，结果显示：睡得少的成功者只是少数，大部分成功者都非常重视睡眠的质量与时间。

比如说沃伦 · 巴菲特，他每天大概早上八点半到办公室，五点半就准时下班了，工作时间不到 9 个小时，睡眠时间超过 7 个小时。

万达集团董事长王健林，每天晚上 11 点准时休息、早上 6 点起床，睡眠时间超过 7 个小时。马云每天睡几个小时我们不得而知，但是李彦宏在一次访谈中曾经提到：“马云每天都会睡懒觉。”由此可知，马云的睡眠时间绝不会太少。

我们有理由推断，大多数成功人士的作息时间都比较有规律，睡眠时长一般在 8 小时左右。但是很多时候，正常案例很难引起我们的重视，而那些非同寻常的例子，反倒会让我们觉得那才是常态。

这是因为，我们很多时候只能看到经过某种筛选而产生的信息，而没有意识到筛选的过程，因此忽略了被筛选掉的关键信息。

简单来说就是，有些宣传“睡得少，更成功”的文章，他们会筛选出一些特例来“证明”自己的观点，让人觉得文章的内容“好有道理”。事实上，更多否定这一观点的例子被过滤掉了，我们根本看不到。

如果我们并不属于那种天生睡眠少的人群，听信了“睡眠少，更成功”的理论，很可能会对身体健康造成影响。

美国有位叫曼纳·伊奥尼斯古的女士，是一家很有名的数字营销公司的总监。如果按照普通标准衡量的话，她可以算得上是一个成功人士。

最初，伊奥尼斯古也是一个和睡眠争取时间的人——减少睡眠时间，增加工作时间。但是经过一个无眠的加班之夜后，她在开车回家的路上出了车祸。

所幸事故并不严重，但却浪费了她更多的时间。从此以后，她一直坚持良好的睡眠习惯，每晚 11 点上床睡觉，早上 7 点起床。

在改善了自己的作息习惯之后，她的直接感受是：“这样，我可以完成更多的工作，更容易达成目标，能解决过去不可能解决的问题。”换言之，现在她能更好地利用时间，尽管她的工作时间减少了。

这是一个走出睡眠误区的典型案例，但是伊奥尼斯古走出误区的契机源于一场意外事故，这是不可复制的。想要让 Z 先生也走出这个误区，还需要一些更加聪明的做法。

我决定采取激将法。

在第一次见面之后的第三天，我又见到了Z先生，这次是在他的办公室。

见面之后，我问Z先生："您这几天睡得怎么样？"

Z先生叹了一口气说："和以前一样。"

我说："您每天那么早醒来，一定是有很多事情要处理啰！"

Z先生点了点头，说道："当然，公司的大小事情，无不让人操心。"

我说："那您有没有想过，最好的管理制度该是什么？"

Z先生没有想到我会把话题扯到管理上，很明显，他不认为我在这个领域能提出什么有建设性的意见，但出于礼貌，他还是问我："你觉得呢？"

我说："几千年前，老子在《道德经》里就提出了'无为而治'的观点。我认为，好的管理体制，是不需要管理者事无巨细地插手，但却依然能保证企业的正常运作。"

Z先生笑道："你说的有些道理，但那种境界太过理想化了。如今的市场格局瞬息万变，管理一个企业就好像驾车——如果驾的是牛车，你打个盹儿没啥问题；驾驶汽车也可以容许你稍微分一下神，但足够危险了；可如果你开的是战斗机，并且正在与敌人战斗，那就绝不能有丝毫的大意。"

我说："可是您的这架飞机也并不是您一个人在驾驶，您还有许多下属，他们可以帮您分担一些责任，不是吗？"

Z先生没有说话，过了一会儿，他说道："我不放心。"

我说："或许这是因为您对自己的企业没有信心，或者说，您对自己所制定的制度没有信心。"

Z先生看着我，笑了笑说道："你这是在激我，想让我放下手头的事情，来配合你的治疗是吧？"

我说："错！这不是在配合我，是您要自我调整。您觉得自己有太多事情需要操心，可谁又不是呢？如果一个人想要掌控一切，不管他是什么职业、什么身份，都有操心不完的事情。

"在有睡眠障碍的人群中，有白领、学生、家庭主妇，他们都觉得自己有操心不完的事情，所以夜不能寐。在这一点上，您和他们没有什么区别，要想找回自己，就必须重新认识自己的处境和心境。"

Z先生看了看我，思索了一会儿说："所以，你觉得我需要放下事业来调整自己的状态？"

我说："放，但也不放。放的是您自己事无巨细的控制欲，不放的是真正属于您的那部分工作。"

Z先生仰身躺在椅背上，说："你说的倒是也有些道理，我确实需要一段时间来放松一下自己。其实，我也想看看，这摊子事儿离了我会是怎么样的状况。"

我看劝说有了成效，立马跟进："那您就试试看，从明天开始，您睡醒的时候不要再提醒自己有多少事情需要自己、离不开自己。您不妨抱着旁观者的心态去观察一下，由您建立起来的庞大的商业帝国，是否能在您离开的时候也会正常运转。我想，这也是一种考验。"

对于Z先生这样的人而言，“考验”二字有无穷的魔力，他们总是希望面临挑战、应对难题。所以，当我说完这番话之后，他显得有些兴奋，说：“没错，这也是一种挑战，我还真想看看呢！好了，就这么决定了，我之后会再联系你。”

3. 怎么看待我们的睡眠

在诸多睡眠障碍患者中，Z先生这种情况属于“非典型困难”。如果没有疾病的困扰，很多人都会羡慕Z先生的意志力吧？毕竟，“不睡觉”“少睡觉”的想法大有市场。

早在2002年的时候，美国塞法隆公司研发出一种名为“莫达非尼”的药物，商品名为“不夜神”。这种药物有一种神奇的功效——人只要吃下一片，就可以连续工作40个小时而不会有任何睡意。40个小时之后，睡8个小时，再吃一片，还可以让人连续工作40个小时……

这种药物原本是给那些极度嗜睡的人准备的，但没想到却引起了美国军方的重视。2003年伊拉克战争期间，美国军方曾将“莫达非尼”发放给前线的士兵，以帮助他们在长期的战争中保持大脑清醒和体力充足。

随着这种药物逐渐被人们所知，越来越多的人开始借助它来对抗睡眠。在“不夜神”上市后几年内，美国出现了一股所谓的“24 小时社会”潮流——长途车司机、学生和夜总会工作者纷纷加入到服药者的行列中。

这些人可以 24 小时不睡，把一天的时间全部都投入到工作和娱乐中，他们组成了一个特殊的团体，就是所谓的“24 小时社会”。

据统计，“不夜神”上市后的第三年，全球销售额就达到了惊人的 2.5 亿英镑。不过，其中只有不到四分之一的药物卖给了嗜睡症患者，绝大多数药物都被普通人给消费掉了。

这个现象其实证实了一种观点：很多人是抗拒睡眠的，如果有可能，他们愿意完全放弃睡眠。

现实生活中，有些人把睡眠视为享受，于是沉迷于无度的睡眠中，浪费了光阴；有些人把睡眠视为累赘，于是千方百计地想要减少睡眠时间，耗空了精力。

我在前言中说过，大学时我也曾失眠过，在我失眠最严重的那段时间里，我感觉睡眠抛弃了我，求之而不得。到后来，我抛弃了睡眠——既然睡不着，便不睡好了。

那段时间我一直在与睡眠作战，事后想起来，才知道自己是在和一个不可能战胜的对手抗争——你和睡眠作对，就是在折磨自己。

人总是希望能控制一切，但是在睡眠这件事情上，越是想控制便越控制不住，所以必须要顺其自然。而我的工作，就是帮助人们走出与睡眠较真儿的困局中，回归到正常的生活状态，具有非常重要的现实意义。

很多人对于睡眠这件事情缺乏尊重，认为睡眠只不过是人蜷缩在床上无谓地消耗掉几个小时而已。那么，我想问问你：既然睡眠没有意义，人类为什么要在进化的过程中养成这个习惯呢？

要知道，对于祖先而言，睡眠并不是享受，而是一件非常危险的事情——在处处潜藏杀机的自然界里，每天6~8个小时的无意识时间是祖先最为脆弱的时候。

我们可以想象，有多少人类祖先曾经在睡梦中被外来的侵略夺取了生命，但是他们依然选择将睡眠进行到底——这当然是因为，不睡觉这件事情的危害，要比睡眠过程中可能面临的威胁更加可怕。

现在，我们不必担心在睡梦中被野兽袭击或是遭遇各种人为的灾难了，于是睡眠成了一种享受。

但是，越来越多的人却忘记了睡眠的必要性，开始拒绝睡眠。这是非常荒谬的，我们必须尊重人类在几百万年来进化出的这一生物本能。

我们再回到Z先生的话题上，很明显，他是属于那种把睡眠当成累赘的人，恨不得终身不睡。如果不是患上了糖尿病，他到现在依然不知睡眠的重要性。对于他来讲，人生有太多需要完成的事业，时时刻刻都在抢时间，最后抢到了睡眠的头上。

可是，和睡眠抢来的时间，真的是“有效时间”吗？恐怕未必。

我承认，即便是长期处于缺觉状态，Z先生依然能保持这种旺盛的精力和较高的效率。但是，如果他能保证良好的睡眠，是不是会更加睿智、更加高效呢？

这也是我迫不及待需要验证的一个结果。

在第二次与Z先生见面之后，他说过一段时间会主动联系我。我原本以为这个时间会比较长，但是没想到，仅仅一个礼拜后，我就接到了他的电话。

电话是Z先生亲自打来的，他开门见山地说：“我觉得你有必要再过来一趟，今天有时间吗？”

我看了一下行程表，说：“好的。”

Z先生说：“那就下午两点半见，我在办公室等你。”

下午我准时来到了Z先生的办公室。Z先生正坐在沙发上，悠闲地泡着茶，见我进来，他指了指身边的位置，说道：“坐。”然后把泡好的茶给我倒了一杯。

我端起茶抿了一口，忍不住说：“好茶！”

Z先生笑了，说：“茶自然是不错的，不过关键在于品茶的心境。”

我有些窃喜：“哦？看来您近期睡得不错。”

Z先生没有直接回答我的问题，似乎有些答非所问地说：“人啊，有时候就像发条，拧得越紧越有力量。但总是绷得太紧，很容易断，还得时不时地松一下，这样才能长久啊！”

我问：“那您现在松下来了吗？”

Z先生说：“松下来了。那天你走了之后，我想了许多。我回想自己过去这几十年来的经历，发现我的人生其实并不如自己想象的那般精彩。因为在我的生活里，似乎只剩下一件事情——工作。

“我就想啊，当初我辛苦打拼的时候，跟自己说要挣够足够下半辈子花的钱，然后就去享受人生。等我挣够了这些钱后，我又对自己说，我要把公司做成行业前三名，那我就可以退休了。

“现在这个目标也实现了，但我还是不能退休，因为我发现，此时公司已经从一艘小渔船变成了航空母舰。小渔船好放下，航空母舰上那么多人、那么多设备，可不是说放下就能放下的。

“我跟着这艘航空母舰继续往前走，总以为是自己驾驶着它，但实际上——却是它在推着我走。”

我点头道：“恭喜！看来您真是想开了！”

Z先生说道：“想开了谈不上，总算是想明白了一些东西。

“第一天的时候，我早晨又早早地醒来，习惯性地起床然后准备去工作。洗漱到一半时才突然想起来，咱们说好了要放下工作一段时间。于是我就把衣服脱了，继续回到了床上。

“却怎么也睡不着了，我总担心公司会出乱子。当时我有些纠结，心想要不要起床去公司，不过到最后干脆还是把心一横，心想爱怎么样就怎么样吧，没想到还真的又睡着了。”

我问：“睡得好吗？”

Z先生说："不好，中途醒过来几次。每次醒来都需要下一次决心，才能够再次睡着。那天我睡到了早上9点，然后起床去公司。走近公司大门的时候，所有员工都在用一种不可思议的眼神看着我。"

我说："可能他们从来没有见过您这个时间来公司吧？"

Z先生点了点头，说道："是的。我到了单位之后，发现除了大家看我的眼神有点奇怪之外，一切都很正常，很多我担心的事情，主管和员工都已经处理完了。

"当时我就在想，这些事情，不管怎么说最后都是要交给他们干的，即便我不参与，他们也能干得挺好，我以前是不是有点过于操心了？"

此时我不好说什么，便没有接话。

Z先生继续说道："第二天的时候，我还是习惯性地早早就醒来了，但是这一次我不那么纠结了，醒来在家里溜达了一会儿后，就直接上床又睡了，而且中间醒的频率也降低了。

"随后几天，我的睡眠状况一点点改善。到了昨天，我早上醒来之后，最多睁开眼5分钟后就又睡着了，而且睡得非常香，醒来的时候居然都到10点多了。"

我说："那您睡的时间有点太长了，不过这也是难以避免的，因为您现在正在还之前欠下的'睡眠债'，也就是在补觉。"

Z先生问："我这个'睡眠债'什么时候能还清？"

我想了想，说："如果偶尔一次缺觉的话，一般一个星期到两个星期可以还清。像您这样长期缺觉的情况，我很遗憾地告诉您，这个债是还不清的。比如说您的糖尿病，就算是现在睡得再好，也不可能不治而愈。”

Z先生点了点头，说：“那也没办法了，好在现在开始正常睡觉还来得及，就算是止损吧！”

我心想：到底是商人，什么事情都可以用商业理论去解释。我回答：“对，就是这个道理。”

Z先生说：“事后想想，其实解决这件事挺简单的。你说，为什么当时我自己想不出来解决的办法呢？”

我笑着说：“您肯定听说过这样一个故事：美国一家工厂里的某台精密机床坏掉了，请来一位专业工程师修理。工程师围着运转中的机器转了一会儿，在机器的某个部位画了一条线，说：‘你们沿着我画的这条线把机器打开，就可以找到问题所在了’。

“工人照工程师说的做了，果然找到了机器发生的故障点，并顺利地排除了故障。

“问题解决之后，工厂按照提前谈好的价格付给工程师1万美元，此时工厂负责人开玩笑地说：‘你画了一条线，就挣了1万美元。’工程师摇摇头，说：‘画一条线只要1美元，搞明白在哪儿画一条线，需要9999美元。’”

我说完这番话，Z先生哈哈大笑起来，说道：“看来我就是那台坏了的机器，你找到了我的症结之所在。”

4. 睡眠的"结"

关于 Z 先生的故事，到此就告一段落了。

当然，此次干预的过程要比展现在读者面前的这个过程更加复杂一些，但是出于各方面的原因，我只讲了一些重点。

在本书的最后，我想抛开各种睡眠症状不同的外在表现形式和每个人的具体境况，从最根本的层面大概讲一下大部分睡眠问题发生的"共因"，算是对本书之前的所有内容进行一个归纳和总结吧！

我要讲的第一个共因是"心结"。

有的人睡眠时间短，有的人睡眠质量不好。在我看来，这些都可以用一个原因来概括：心里有结。

其实，古人也意识到了这个问题，所以古代中医推崇，睡前务必打开心结——烫脚半小时，舒展眉头、手足、心及舌头，并且将一粒高粱米放到印堂上。平躺后还要全身放松，把烦恼集中在肚子里，调整自己的呼吸，这样才能更好地进入睡眠状态。

关于古人描述的"打开心结"的方法，在我看来可以算作是一种“仪式”。

通过这种仪式，我们知道睡眠是一件极其神圣的事情，可以让我们忘掉世俗烦扰，全身心地投入到睡眠中去，如此才会起到一定效果。

但是，这毕竟治标不治本，要想真正打开心结，还需要心理疏导。有时候，我们可以通过自我疏导解决问题，但如果心结太深，就需要专业的从业人员进行疏导了。

要知道，不管是什么程度的心结，其实都是有理由的（虽然很多时候，我们感觉会无缘无故的心烦而导致失眠，其实是因为我们的潜意识刻意回避了心烦的根本原因，潜意识却将这种情绪表达了出来）。

用认知心理学流派的理论来看的话，心结的产生主要有三个过程：

首先是诱因。

家庭冲突、感情破裂、事业受挫、人际失和等外在因素都可能诱发心理上的变化。拿Z先生来说，他之所以醒来便睡不着，最大的诱因就是对于事业的执迷和对工作的过度掌控欲。

其次是不合理的信念，意思就是对诱因错误的认识。

Z先生之所以没能找到导致自己睡眠出问题的真正原因，就是因为他对诱因有了错误的认识，产生了不合理的信念——认为自己睡不着的原因来自“少睡觉才能更成功”的信念。

最后的结果，就是导致了不好的行为和情绪。

在心结产生的三个过程中，“不合理信念”是最关键的症结所在。所以，我在帮助Z先生解决问题的时候，首先做的事情就是打破他内心的“少睡觉才能更成功”这一不合理信念。

事实证明，这么做的效果很好。

心结产生的过程有三步，类型也有三种。著名认知心理学家韦斯勒曾说：“人想不开分三类——想多了，想少了，想坏了。”

所谓想多了，就是把小事情想得太大，把心思花在了不该想的地方。

所谓想少了，就是钻牛角尖了，什么事都要黑白分明，不给自己和别人回旋的余地。

所谓想坏了，就是总把事情往坏处想。

有个故事很好地体现了这种人的想法：有个爱操心的老妇人，她有两个儿子，大儿子卖伞，小儿子晒盐。晴天的时候，老妇人就替大儿子发愁——不下雨谁买他的伞啊！下雨了呢，她又替小儿子发愁——这么大的雨把盐巴淋湿了可咋办？

像她这样凡事只能往坏处想的人，怎么能没有心结？

解决睡眠问题，归根结底就是帮人解开心结。

我要告诉各位的是，虽然心结会给我们带来负面影响，但是客观来讲，心结的存在是有其合理性的。

所谓心结，用心理学词汇表述的话就是“抑郁”。研究发现，抑郁情绪能让人更容易地进入到“沉思”状态，有研究专家曾说：“在智力考试中，越抑郁的人得分越高。”

抑郁情绪可以让人沉浸在某一件具体的事情中，避免分心。从生理层面上说，人脑的腹外侧前额叶皮层越是活跃，人就越不容易分心。但是，它是“功耗”非常大的区域，所以，一般而言无法保持长久的活跃度。

如果人进入到抑郁情绪中，大脑会产生一种能量，为这个区域提供动力，所以会让人更加专注。而且，抑郁情绪会剥夺其他事物给人带来的乐趣感，这又进一步阻止了分心的可能。

虽然抑郁情绪是有用的，但如果因为抑郁而影响了自己的正常生活，依然是得不偿失的。

所以，首先，我们不要害怕抑郁（没有必要害怕有用的东西）；其次，不能沉迷于抑郁。这正如一句名言：“我们能熬过苦难，但绝不赞美苦难。”

现在很多人会把“忧郁”气质视为一种人格魅力，大加褒扬。而有些产生了抑郁情绪的人，也会深陷其中难以自拔。这是很危险的。

不管怎么说，抑郁都是一种病态。

要想远离抑郁，其实也很简单，就是要在内心确立一种思想：人并不是容器，而是导管。快乐从导管里流过，悲哀也从导管里流过，但导管就是导管，它只负责让情绪流动，而不能试图储藏这些情绪。

所以，解开心结的方法，就是把自己当成一个导管，让快乐、悲伤等各种情绪流过，不去试图留住某种情绪，一切顺其自然就好。

不过，我给各位介绍这个方法，是有点站着说话不腰疼了——心结要是那么容易解开，人们哪还有什么不快乐？而且，我们还发展不到自己能解开心结的那一步，因为大部分情况下，我们连自己真正的心结到底是什么都搞不明白。

正如Z先生所说："解决睡眠问题的办法有时候很简单，为什么自己就想不出来呢？"关于这个问题，中国有一句古话可以说得十分明白：当局者迷，旁观者清。

人在被失眠所困扰的时候，想得最多的一个问题是：我怎么才能睡着？其实，最该想的问题是：我为什么睡不着？

很少人会思考这个问题，一方面是因为想不到，另一方面是因为不愿意去想。

为什么不愿意去想呢？因为引起失眠的因素，大多是一些难以解决的烦心事。而人的心理有一种自我保护机制，简单而言，就是会不自觉地远离那些让自己烦心的事情，不去主动分析它、研究它。

从这一点上来看，人和鸵鸟有些相像：遇到麻烦便把头扎进沙子里，麻烦还在，却假装看不见。这个时候，就需要一个旁观者来指出问题的所在了。

那么，是不是每一个旁观者都能够指出睡眠问题呢？

并不是。因为睡眠问题的根本是心理问题，而心理问题是非常复杂的问题，需要透过现象去看本质，大部分人并不具备这种能力。

这也是心理学存在的价值，也就是医学不仅仅需要冰冷的器械和固体的药丸，还需要更多温暖的人文关怀的原因所在。

5. 你对生活的态度，恰是睡眠对你的态度

我要讲的第二个“共因”，是生活的态度。

其实，在前面的内容里我已经强调过：你的生活态度决定了你的睡眠，而你的睡眠也影响着你的生活态度。

“你觉得自己活得太累，实际上，你可能只是睡得太晚。”这是我经常对来访者说的一句话。

困意在时间的消耗里很容易变成怨念，甚至会发展成愤怒和后悔——怨恨昨天，因为困意沉沉留下太多的事情还没有做完，期待每个有大把时间可以支配的明天；愤怒自己的拖拉作为，后悔每个没能好好入睡的良辰。

睡眠太少，最为直接的后果是过度的精力消耗，而精力的消耗，又会影响我们的精神状态。

所以，大部分熬夜者无法集中精力去解决生活中的问题，

这将给他们带来极大的挫败感，甚至会慢慢消磨他们的意志力，让他们的行动力变得极为低下，然后就只能躲在游戏、电影、娱乐的背后。

但是，这种逃避只能带来片刻欢愉，等待他们的却是无尽的空虚和自责。

恶性循环最为可怕的后果，是它带来的累积效应。偶尔一夜失眠打乱了生活的节奏，导致的负面后果是相对微小的。但是微小的后果一天天累积起来，生活就会变得一团糟。

人在夜里睡不着的时候，各种负能量会悄悄地浮出水面，情绪也会变得非常敏感且脆弱。但容易被人忽视的是，这个时候，人的性欲反而会变得异常强烈。

我通过和众多来访者的交流发现，很多人在夜晚两点钟之后如果还没有睡着的话，性冲动就会变得非常强烈。于是，如果这个时候性冲动无法得到满足，就会用其他各种消遣方式来获得安慰。

这也带来了另一个非常严重的后果——性意识开始扭曲，而性意识又和我们的精神状态密切相关，扭曲的性意识会造成我们精神上的异常。

解决此类问题，最直接、最简单的方法就是唤醒自己的“责任意识”。

回想一下，你第一次熬夜是在什么时候?

我敢说，大部分人第一次熬夜是周五的晚上：一个星期的工作和学习告一段落，明天有无所事事的休息时间，内心的责任意识开始变得淡薄，对自己的约束力减弱，于是便可以肆无忌惮地一夜不眠。

第一天熬夜，第二天就睡懒觉，晚上失眠接着熬夜，第二天又睡懒觉。等到了周日晚上，第二天就是周一，明明有很多事情需要做，但是这个时候想要恢复正常的睡眠时间，已经有些困难了。

于是，你迎来了一个昏昏沉沉的周一。

许多本该在这一天做完的事情，由于你根本没有精力也无法集中注意力，只能放到明天。一天推一天，一个关于熬夜的恶性循环就此产生了。

其实，想走出这个循环办法很简单，就是上一章内容里那位李教授用过的方法：跑步。李教授跑步是为了减肥，普通人跑步则是为了锻炼身体和改善睡眠。

其中，晨跑最有效。

为什么晨跑有奇效？首先，我这里所说的晨跑，不是那种三天打鱼两天晒网的跑法，除非狂风暴雨的天气，一天都不能落下——只要中间有一天断掉了，就很容易放弃。

一开始，你可能还需要有人监督。

每天早上也不见得要跑多远，只要你坚持了，200 米、400 米都可以。最为关键的是，要把晨跑这件事情当成一种责任，一种不可推卸的生活必须。

长此以往，就会慢慢建立起责任意识，再不会因为明天放假或者是明天不用早起等原因，而产生“今天可以放纵一下”的心态。

建立习惯，需要一种“奖励机制”，比如说，你每天跑完步之后肯定需要补充一下水分，这时候，你要把矿泉水的空瓶子收集起来，收集够7个，可以给自己买个小礼物，或者是出去吃顿好的作为奖励。

你可能会觉得，我都是成年人了，这种小伎俩管啥用？那你肯定是忽视了奖励机制的强大威力。

现在，为什么那么多青少年或者成年人沉迷于网络游戏？就是因为游戏制作方在设计游戏的时候，在里面加入了一些奖励环节。

游戏中虚拟的奖励机制尚能让人“成瘾”，现实中的小小奖励自然也能帮助你养成某种好习惯。

我相信，每一个决心改善自己睡眠的人，都可以行动起来，加入到晨跑的队伍中。但是我们要知道，这项活动的特点是前期难开始，中期又容易松懈，一不小心就会前功尽弃。

为了巩固我们的习惯，让我们做事情有始有终，就需要提高自己的羞耻心。

当年勾践为复兴越国，曾在自己的卧室里吊了一个苦胆，每天都要尝一下，以告诫自己不要忘记失败的耻辱。

我们也需要这样一个“苦胆”。比如，如果你因为熬夜导致第二天的工作受到了鄙视和批评，那么，你就要想办法提醒自己：以后不能再这样了，这些挖苦太伤自尊了。

跑步也一样，就算前期困难或者中期松懈，也要有比较强烈的自尊心，要提醒自己不能这样。如此，你就能继续坚持了。

当我们能够控制自己的行为，养成一个好的睡眠习惯之后，你会发现自己的“运气”也变好了。

我这么说，不是唯心主义，而是有根据的。

在《怪诞心理学》这本书里，描述了这样一个实验：

心理学家将一份报纸分发给几位测试者，要求他们数清楚报纸里究竟有多少张图片。在报纸中间没有图片的部分，心理学家用小字写了一句话：“如果你看到这句话，并且告知研究人员，你可获得100美元。”

那些思维活跃、精力旺盛的人，他们的大脑能够同时处理多方面的信息，所以看到了这段话，领了100美元。

而那些精神状态很差的人，为了完成任务，他们不断地提醒自己“找图片、找图片”，所以根本注意不到其他信息，因此错失了100美元。

所以，幸运的人往往是那些思维更活跃、精力更旺盛的人，因为他们能够抓住机会。而不幸的人则往往精神不振，只顾眼前不顾其他。

失眠的人肯定有这样的体会：晚上失眠之后，第二天的精力只能支撑自己完成最基本的工作和学习，想象力、创造力和对信息的捕捉能力，都几乎处于停滞状态。而且，由于精力有限，对于周围环境的感知力也会大幅度下降。

这个时候，即便是好机会悄悄地出现在身边，也很难发现，或是把握住。

我还发现，很多失眠患者会经常性地丢东西。

一开始，我以为这是偶然现象，随着我接触的来访者越来越多，发现他们几乎都有丢三落四的毛病，而且有时候丢失物品居然有着莫名其妙的连贯性：今天丢了一串钥匙，重新配好之后，过几天又丢了！

坏运气为什么总是会降临到失眠者的头上呢？因为他们精神差，很难把握自己身边的事物，容易进入到失控的生活状态。

我们每天的生活细节是一个一个的“点”，如果你的每个点都出了问题，你就会觉得自己运气差。这时候，你会自然而然地把这些“坏点”连成一条线，向别人证明你的运气实在太差了。

然而，当你常年觉得自己运气很差时，对生活的注意力和感知力也会进一步降低，慢慢地就真的变成了运气很差的人。所以，我们要远离不健康的睡眠，让自己的运气变好。

最后，我想说的是，人生完全符合“责任和权利对等”的原则，你对自己负责，得到各种正能量的回应就越多。相反，你若对自己不负责，就会得到更多消极的反馈。

保证健康、充分的睡眠，也是一个人在履行自己的人生职责。

后　　记

我越来越觉得，我们身处的这个时代引发睡眠问题的因素越来越多，太多人被睡眠问题所困扰。

这些年，我见过太多被睡眠问题困扰的人，他们中间有普通人，也有功成名就的精英，但无论何人、何种身份，在睡眠问题面前，人人平等。

因为不能把所有有睡眠问题的人统称为病人，所以，我根据美国心理学家卡尔·罗杰斯在1951年提出的“来访者”这个称谓来称呼我所遇到的有睡眠障碍的人。

卡尔·罗杰斯还强调心理医生要以来访者为中心，建立一种平等、合作的关系。事实上，不仅仅心理医生应该如此，临床医生也应该如此。虽然在医学知识和临床治疗方面，医生具有不可辩驳的权威性，但是从医患关系来讲，建立一种平等、合作的关系，才是真正有益于病人的医患关系。

在本书里，我在大多数情况下会把被治疗者称为“来访者”，因为我觉得，这个词语很好地概括了我们之间的关系。但是，有时候也会沿用类似于“患者”这样的传统称谓，那是因为情况不同——“来访者”这个词语已经不能很好地概括我们彼此之间的关系了。

希望这些不会给读者造成不必要的困扰，特此说明。

最后，还是要说说我自己的心愿。作为一名临床医生，我能帮助到的人实在太少了，所以，我想通过本书帮助到更多有睡眠障碍的人士，希望他们通过合理的自我调整，能够早日回归到正常的生活状态，远离那扰人的睡眠问题，从而相对远离各种心理问题，各种身体疾患。

另外，在面对面地与来访者交流时，我可以通过分析对方的性格和教育背景，来判断我该怎么表达才能让对方听得懂、听得进去。但是，当我把这些内容写成书的时候，我要面对的可能是千千万万性格迥异、有着不同经历的读者，因此，我没有办法进行针对性的疏导和交流。

所以，我决定尽量多讲案例少讲理论，多用通俗易懂的语言，少用专业性的词汇，希望能与各位读者达到更好的交流。

可能有人会觉得，睡不好是小事，最起码不算什么严重的疾病，自己调整一下就好了。但是，真正有睡眠问题经历的读者应该知道，有时候我们靠个人的力量是很难与睡眠问题对抗的。

因为睡眠问题表面上是一个时间管理的问题，但实质上，是心理问题。不是说，我用严格的作息时间来要求自己，养成准时上床睡觉、准时起床的习惯就一定可以改善睡眠——要是心里那个疙瘩解不开，躺在床上也是两眼圆睁，难求一眠。

自我调整如果总是失败，会进一步加重睡眠问题的严重程度，到时候问题就更难解决了。

有人则认为，睡眠问题就是失眠，这也是错误的认识。睡不着是问题，睡不好也是问题，睡得太好醒不来还是问题，睡眠中出现一些异状如呼吸暂停、梦魇就更是问题了。

关于睡眠，其实是一门很深的学问，这里的只言片语是说不清楚的。所以在本书中，我列举了几个非常具有代表性的案例，涵盖可能发生在我们每个人身上的大部分睡眠问题，但也并不能说是全部问题。

我在书里描述了很多种科学睡眠的自我调整方案，不过这些方案中没有一则是药物治疗的方案。因为如果需要用药的话，证明睡眠问题已经非常严重了，光靠看本书是不够的，需要专业人士的介入。

希望本书能扭转读者以往对于睡眠的一些不太正确的认识，更希望读过这本书的人，能永远远离睡眠问题的困扰。

拿起一把刀能够拯救疾患，拿起一杆笔能够抒写情怀，希望能有越来越多的医生拿起笔，让人们能感受下手术刀尖上闪耀着的一抹温情。

最后，感谢我的同仁、同事、同伍和同窗，正是你们的鼎力相助，陪我扬帆踏浪，给我点拨方向，才让我在“忠肝义胆、仁心妙手”的路上不断求索。

感谢我的父母、长辈和挚友亲朋，尤其是在背后默默支持我的妻子和孩子，正是你们的关心和鼓励，让我能够心无旁骛、披荆斩棘、皓首穷经、尽展所学。

感谢我的所有患者和他们的家属，正是你们的信任和依赖，坚定了我的信心和志愿，你们的健康和期待成为了我成长的动力和方向。

相逢即是有缘，感谢我所有的有缘人（包括路人甲），谢谢前行的路上有你。